CÉSAR ARMOZA

Me Quiero Sentir Mejor Naturalmente

Guía para mejorar nuestra calidad de vida y recuperar la armonía natural

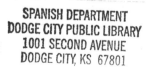

«Me Quiero Sentir Mejor Naturalmente»
Por César Armoza

PRIMERA EDICIÓN. Agosto 2003.

Publicado y distribuido por:

Girón Books
2130 W. 21st Street
Chicago, IL 60608
www.gironbooks.com

Impreso por:

Stamp Graphics Inc.
1941 W. Fulton Street.
Chicago, IL. 60612
www.stampgraphics.com

ISBN 0-9741393-0-0

ÍNDICE

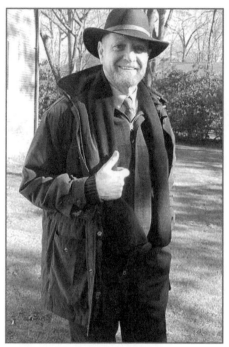

Agradezco a Dios por haberme dado el alma que habita en mí.
Agradezco a cada ser humano que tocó mi vida desde niño hasta hoy por haberme ofrecido amor, conocimiento y crecimiento personal.
A todos ustedes que los quiero mucho.

César Armoza.

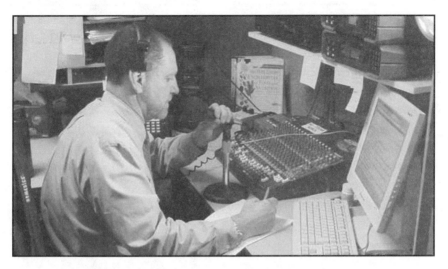

Todos los días me siento frente al micrófono de la radio y frente a la cámara de televisión y respondo cientos de preguntas. Sé que cada una proviene de un ser humano diferente, con característi-cas totalmente particulares y con una historia muy rica. Cuando el operador me avisa que me va a pasar la próxima llamada, me tomo unos instantes para poner toda mi atención en ella. No sólo con la mente sino también con el corazón. Es una sensación muy placen-tera, como si todo mi ser se abriera a recibir la energía de ese ser que está del otro lado de la línea. No importa lo que me esté pasando en ese preciso instante, quizás esté cansado o tenga apetito pero nada de ello cuenta, porque se genera entre ambos una relación mágica. Cuando las palabras entran en mi sistema me pongo en el lugar del otro y trato de sentir lo que él siente. Y escu-cho atentamente porque sé que cada ser humano me aporta algo diferente. Todos y cada uno tienen algo para enseñarme. Y yo estoy a su disposición. No es algo que fuerzo para que suceda, simplemente me 'surge'.

Desde ese lugar, deseo que este libro les sirva como guía, tal como miles de personas lo hicieron, cambiando sus vidas e irra-

diando bienestar a sus familiares y amigos. Es un placer ser testigo de cómo mejoran día a día su calidad de vida. Apuestan a una existencia libre de enfermedades, a la felicidad de estar en este mundo, al placer del contacto con la naturaleza. Me alegra poder influir en ellas para generar dentro de cada una nuevos sentimientos, nuevos pensamientos positivos, llenos de alegría y plenitud. Comience hoy mismo y conocerá un mundo nuevo. ¡Deje aflorar la poderosa energía que tiene dentro de usted y sorpréndase del cambio que experimentará en usted mismo!

Tómese de mi mano y transitemos juntos este nuevo camino.

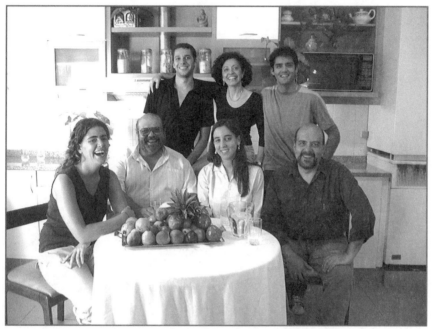

De izquierda a derecha sentados: Gabriela Horbat, Rubén Pereyra,
María Inés García Begher, y Jorge Pereyra.
De izquierda a derecha parados: Damián Azocar, Mirta Armoza y Alejandro Gutiérrez.

Dirección General: Mirta Armoza
Diseño Gráfico: Alejandro Anibal Gutiérrez
Asesor en Medicina: Damián Azocar
Asesora en Nutrición: María Inés García
Fotografía: Begher Gabriela Horbat
Edición: Rubén Pereyra
Corrección: Jorge Pereyra

'Los días están hechos de instantes, que han de vivirse intensamente. Existe toda clase de instantes, y ninguno merece ser ignorado, porque son lo único que poseemos...
Que disfrutes tu vida como te lo mereces, ¡con todo lo mejor!'

CLAVES PARA ESTAR SALUDABLE Y SENTIRSE BIEN

¿Cómo surge el plan de alimentación que le propongo?

Siempre me interesé por la vida cotidiana de las grandes civilizaciones del mundo antiguo: los aztecas, los mayas, los incas, los egipcios, los chinos, los pueblos del Mediterráneo y muchos otros. Todos ellos, de extraordinaria sabiduría, me aportaron datos muy valiosos para este plan de alimentación.

Desde mi juventud me apasiona el estudio de la alimentación como aliada principal de la calidad de vida. Me fascinó la obra que cuenta los viajes de Marco Polo, así como la Biblia, y en ambas se hace referencia a la alimentación.

Soy muy curioso y todo me asombra. Esto me lleva a estar en una búsqueda constante; por eso en cuanto tuve posibilidades comencé a viajar. En varias oportunidades recorrí los pueblos de Oriente y Occidente para recabar información.

Antes de llegar a una conclusión, no sólo me basé en la alimentación como forma de prevención de enfermedades y su promoción de la salud, sino que experimenté cada paso en mi propia persona. Por ejemplo, hace algunos años tenía en mi casa una mesa para practicar tenis de mesa, pero continuamente estaba cubierta por más de veinte variedades de cereales. Allí probé infinidad de combinaciones de granos, grados de trituración y diferentes formas de preparación, hasta hallar la que –por su fundamentación científica y mi sensación de bienestar– consideré la adecuada para el desayuno.

Toda la experiencia acumulada en estos años, en tantos viajes, más la de mis maestros y colaboradores, es lo que le ofrezco en este libro.

El plan no tiene secretos, en segundos ya puede estar en carrera para cambiar su vida: para ello **tome la decición de sentirse bien desde este momento.**

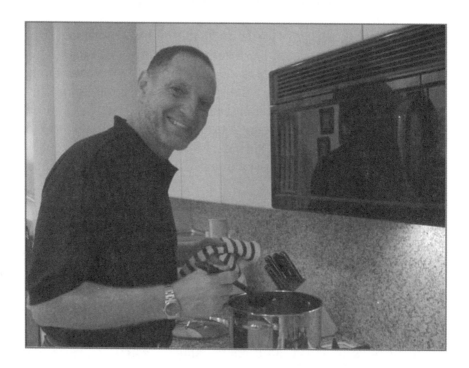

ATOLE: EL DESAYUNO

> *'¿El día más lindo? Hoy. ¿El error mayor? Abandonarse. ¿La peor derrota? Rendirse. ¿El mejor remedio? Ser optimista. ¿El alimento más necesario? La sonrisa. ¿El mejor regalo? La amistad.'*
>
> *Madre Teresa de Calcuta*

Bienestar cada mañana

Un día exitoso depende de un buen desayuno. Existe un vínculo directo entre un buen desayuno y su desempeño durante todo la jornada. El significado de la palabra desayunar es, precisamente, 'romper el ayuno'. El cuerpo humano quema aproximadamente 600 calorías durante la noche. Mientras usted duerme, su cuerpo no deja de funcionar: consume las reservas de la cena para mantener sus funciones vitales.

Es fundamental alimentarse cuando despierta. Proporciona la energía necesaria para empezar el día con vitalidad para enfrentar el ritmo de la vida moderna. Necesita recargar sus baterías en la mañana.

El desayuno debe proporcionarnos el 25 por ciento de nuestro aporte alimenticio diario. Muchas personas se levantan inapetentes, porque aún están medio adormecidas. Tienen los minutos justos para beber un café, 'masticar algo' y salir 'disparados' hacia sus puestos de trabajo o para llevar a sus hijos a la escuela. Eso hace que, a media mañana, tomen cualquier cosa, una comida rápida en la calle que sólo aporta grasas e hidratos de carbono. Ésa es una mala costumbre. Usted debe dedicarle tiempo al desayuno.

Más razones para desayunar

Está comprobado que una buena alimentación en la mañana mejora el rendimiento mental de niños, jóvenes y adultos. En Estados Unidos se realizaron varios estudios que demuestran que los niños que reciben un buen desayuno obtienen mejores resultados escolares que aquellos que no desayunan. Aunque las evidencias al respecto fueron halladas en niños, sería lógico extenderlas a personas de diferentes edades.

Nuestro organismo cuenta con reservas de energía almacenadas en forma de glucógeno en el hígado y tienen como función primordial abastecer al cerebro durante la noche para que la actividad cerebral se lleve a cabo con éxito.

Pasar por alto la primera comida del día no implica caer desmayado al instante, ya que usted utiliza las reservas alimenticias como fuente de energía. Pero esto conduce a cambios metabólicos que pueden perjudicar la función normal del organismo. Muchas veces siente decaimiento, falta de concentración y mal humor. Esto se debe a un descenso de la hormona insulina y aumento de cortisol y catecolaminas para mantener el nivel de azúcar en la sangre en valores aceptables.

El ayuno puede afectar
habilidades relacionadas con la memoria

En la mañana, al despertarse, la intensidad de los cambios metabólicos asociados con el ayuno son particularmente intensos. Conforme avanza la noche y comienza el amanecer, a través de regulaciones bastante exactas en la relación entre la insulina y el glucagón, el organismo pone en movimiento fuentes endógenas de energía para suplir adecuadamente sus requerimientos energéticos. Estos ajustes homeostáticos tienen una función primordial: la provisión de sustratos energéticos suficientes para el metabolismo cerebral.

Cuando este ayuno continúa hasta el mediodía, el organismo intensifica la activación de mecanismos compensatorios para mantener su homeostasis. Es decir, de manera más sencilla, luego de ocho a diez horas de ayuno (media mañana) se agotan las reservas y en el cerebro comienzan a escasear las materias primas necesarias para su correcto funcionamiento, lo que conduce a un deterioro progresivo del rendimiento intelectual. Esto se podría comparar con un automóvil al que se le acaba el tanque de gasolina. ¿Cómo podríamos seguir rodando si no nos detenemos a llenarlo?

**Para recuperar
la armonía perdida debe desayunar:**

Atole
2 cucharadas de avena arrollada tradicional.

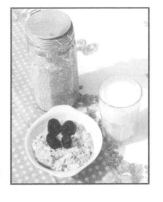

2 cucharadas de germen de trigo (*wheat germ*), en el supermercado lo encontrará en el anaquel de los cereales. Nunca lo cocine.
2 cucharadas de cebada.
4 ciruelas pasas tiernizadas con o sin carozo (*Prunes*).
Si es diabético utilice únicamente 2 ciruelas pasas.
Leche de soya.

PREPARACIÓN
Dos posibilidades:
1) Coloque en remojo la cebada, la noche anterior, con agua. En la

---

Los seres humanos somos una unidad: cuerpo y mente se interrelacionan constantemente. Usted está realizando una limpieza del organismo. Como consecuencia de esto resurgirá su energía vital.

mañana cocine hasta que esté tierna (10 a 15 minutos), agregue la avena y las ciruelas cortadas y mantenga dos minutos más. Retire y añada el germen de trigo y leche de soya a gusto. Si usa el microondas elija una potencia mediana durante 5 a 8 minutos para que la mezcla no desborde. Siempre al final el germen de trigo y la leche de soya.

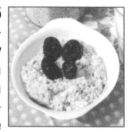

2) Otra manera es preparar en una olla varias porciones de cebada para unos días, de la misma manera que usted cocina arroz, y reservarla en un recipiente de plástico cerrado en el refrigerador. Todas las mañanas sólo separe una porción de 2 cucharadas colmadas de cebada cocida, y cocine durante dos minutos junto con dos cucharadas de la avena y las ciruelas pasas, con la leche de soya. Luego agregar germen de trigo y la leche de soya. ¿Fácil, no?

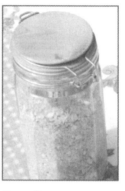

¿De dónde surge el atole?

El atole o atoli era una especie de preparación espesa salada o dulce, muchas veces a partir de una base de cereales, que constituía el alimento principal de los aztecas campesinos. Este sabio pueblo iniciaba su trabajo al amanecer en las chinampas, que eran terrenos que le ganaban al agua, como una especie de islas sobre el lago donde cultivaban plantas que servían de alimentos, sobre todo hortalizas. A media mañana interrumpían sus tareas para comer atole. Éste le daba la energía necesaria para toda la jornada, pues a la hora de mayor calor tomaban una siesta y consumían unas pocas tortillas de maíz con rellenos generalmente de verduras. Y luego cenaban nuevamente atole. Se alimentaban de maíz, gran cantidad de frutas y verduras, y muy poca carne. ¡Qué lejos está la alimentación actual de esa dieta tan sana!

Los cereales

Los cereales integrales son muy importantes, a punto tal que los recomiendo en el desayuno. Veamos por qué.

Representan el alimento de la naturaleza que equilibra por excelencia al ser humano. Comience a consumirlos y comprobará rápidamente el beneficio de los cereales, como ser alejamiento de los malestares y la instauración de una nueva energía. Notará no sólo cambios a nivel físico sino también emocional. Tendrá mejor humor, ganas de emprender nuevas cosas, se sentirá bien con usted mismo.

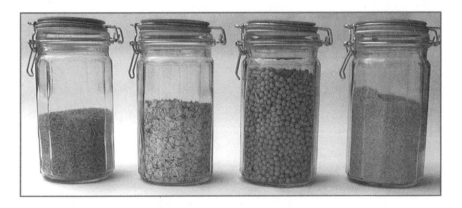

¿Qué aportan los cereales?

Azúcares de absorción lenta, vitaminas del grupo B y E, minerales, proteínas, fibras, fitoestrógenos y muchos más nutrientes fundamentales para una adecuada alimentación. La vitamina E y el selenio son importantes antioxidantes.

Gracias a estas propiedades las personas que consumen cereales regularmente logran una vida más larga, activa y saludable.

¿Qué son los antioxidantes?
Son sustancias que evitan el daño causado por todo tipo de agresiones externas como el tabaco, el estrés, la contaminación, entre otros.

¿Por qué son importantes los antioxidantes?
Normalmente en nuestro organismo se producen sustancias tóxicas llamadas radicales libres, éstos se unen a las membranas y núcleos celulares alterándolos. El daño producido por los radicales libres conduce, con el pasar del tiempo, al envejecimiento celular. Los antioxidantes son compuestos que neutralizan a los radicales libres, evitan este daño y, por lo tanto, el envejecimiento prematuro.

¿Qué son los fitoestrógenos?
Son fundamentales en el efecto anticanceroso de los cereales. Una de las cualidades de los cereales es que reducen el colesterol nocivo (LDL). Los cereales integrales disminuyen los niveles de homocisteína en la sangre.

¿Qué es la homocisteína?
Es una sustancia de reciente descubrimiento, la cual —cuando se encuentra en valores elevados— constituye un factor de riesgo cardiovascular.

LA AVENA
Utilice siempre la avena arrollada tradicional y no la instantánea. Tiene un rico sabor. Ideal para el desayuno y para enriquecer pre-

paraciones saladas y dulces.

Hoy las investigaciones científicas confirman que:

– Produce considerable saciedad y ayuda a controlar el apetito.

– Contiene antioxidantes.

– Combate la necesidad de nicotina: útil para abandonar el cigarrillo y disminuir los síntomas por abstinencia al tabaco.

– Posee poderes antidepresivos.

– Disminuye el colesterol: la avena contiene una sustancia (betaglucano) que se une con el colesterol en el tracto gastrointestinal y evita que se absorba; de esta manera se elimina por las heces.

EL GERMEN DE TRIGO

Es muy rico en proteínas, potasio, hierro, fósforo y vitamina B3, debe comerse siempre crudo, pues cuando se calienta a alta temperatura el aceite que contiene se satura. Las acciones más importantes del germen de trigo son:

Antioxidante: gracias al alto contenido de vitamina E.

Anticancerígeno: por bloquear la formación de nitrosaminas. Éstas son agentes cancerígenos que se forman a partir de conservantes de alimentos llamados nitritos. Un estudio publicado en 1998 en el *American Journal of Epidemiology* realizado sobre 600 mil pacientes concluyó que una ingesta constante y elevada de vitamina E reduce el riego de padecer cáncer.

Reducción del colesterol: el germen de trigo tiene una gran proporción de grasas polisaturadas, las cuales son benéficas para la salud en contraste con las grasas saturadas. Las primeras están presentes también en el aceite de oliva y en el pescado, y reducen el colesterol nocivo (LDL). Las segundas incrementan el colesterol y se encuentran en hamburguesas, carnes rojas, margarinas, frituras y todo tipo de 'comida chatarra'.

LA CEBADA

Este cereal, que ha sido utilizado desde la antigüedad, es energizante y produce saciedad. Recuerde dejarlo en remojo desde la noche anterior para consumirlo en el desayuno, ya que de lo contrario requiere un cocimiento muy prolongado. Puede utilizarse en el desayuno, en guisos, sopas y ensaladas.
– Disminuye el colesterol.
– Antiviral: aumenta la actividad del sistema inmunológico y hace que el organismo sea más resistente a las infecciones.
– Antioxidante.
– Anticancerígeno.

LAS CIRUELAS PASAS

La ciruela cumple importantes funciones:
– Está reconocida por su efecto laxante porque es rica en fibras. Es un excelente favorecedor del tránsito intestinal, evita la constipación, la distensión abdominal y mejora los síntomas debidos a irregularidades en el hábito evacuatorio
– Desintoxicante.
– Buen tónico para el sistema nervioso.
El FDA *(Food and Drug Administration)* autoriza el siguiente disclaimer: 'La ciruelas pasas proveen fibra y antioxidante, y son una buena fuente de vitamina A como de Beta-caroteno'.

¿Las ciruelas pasas pueden causarnos flatulencias?

Puede ocurrir, pero desaparecerán a medida que nuestro organismo se acostumbre. Es fundamental colocarlas en agua antes de consumirlas.
Contienen una elevada cantidad de azúcar, que endulzará deliciosamente el atole y le brinda una fuente de energía.

'Todo pasa. No hay dificultad que no pueda resolverse. La angustia puede convertirse en felicidad, la confusión en claridad, la enfermedad en salud, el temor en fe. Todo pasa.'

Lleve con usted su alimentación

Si usted sigue el plan de alimentación que le propongo, a la mañana le ha incorporado a su organismo un buen desayuno, pero es muy importante no llegar a la hora del almuerzo con un apetito descontrolado. Por eso es imprescindible, a media mañana, proveerse de una porción abundante de fruta (aproximadamente dos tazas).

Durante esta fase de desintoxicación, únicamente puede comer las siguientes frutas: papaya, piña, melón o pera. Si se encuentra en su hogar prepárelas en cubitos, en una ensalada de frutas o prepárese un plato disponiéndolas de forma atractiva. Además, si las corta en el momento de consumirlas aprovechará intactas todas sus vitaminas.

Si a media mañana usted se encuentra trabajando, puede llevarlas desde su casa peladas y cortadas en un recipiente hermético. O bien puede tomar simplemente dos peras y llevarlas en una bolsita. De ninguna manera reemplace la fruta entera o en cubitos por un jugo o un licuado. ¿Por qué? Porque es muy importante el acto de la masticación.

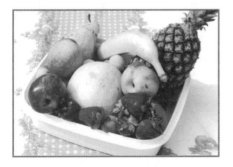 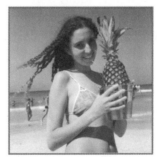

Nunca consuma fruta inmediatamente después de comer. Si desea hacerlo espere como mínimo dos horas. Recuerde: sólo coma fruta a mitad de la mañana en el periodo de desintoxicación.

¿Por qué frutas?

Son un regalo de la naturaleza, formadas por gran cantidad de agua, azúcares, sales minerales, innumerables vitaminas y fibras. Ayudan a la maquinaria corporal a estar en las mejores condiciones posibles. Ofrecen una buena alimentación con pocas calorías. Es aconsejable comer fruta de temporada y madura. En la actualidad las hemos olvidado: comemos una cantidad que se sitúa muy por debajo de las recomendaciones alimenticias.

Melón

Existen muchas variedades de esta fruta maravillosa. Su sabor, tamaño y color difieren mucho de unos melones a otros. Su perfume es muy agradable y penetrante. Tiene un alto contenido de agua, 90% a 94% de su peso, lo que lo hace muy indicado para combatir el calor y reponer líquido. Esto favorece el buen funcionamiento de los riñones. El melón es una de las frutas con más 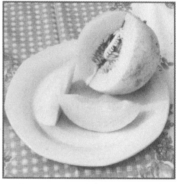 bajo contenido en azúcar, ya que sólo contiene 5 gramos de azúcar por cada 100. Ideal para las personas diabéticas, quienes podrán disfrutar su sabor dulce como la miel.

Se la denomina la fruta del aparato digestivo, pues ayuda a eliminar los desechos del organismo, por ser diurético y laxante. Muy recomendado en regímenes de bajas calorías: 100 gramos de melón proporcionan 30 calorías.

Rico en vitamina E: se ha demostrado que esta vitamina, junto con las vitaminas A y C, disminuye el riesgo de cáncer de pulmón, de mamas y de próstata.

Pera

Es una fruta muy antigua, ya que su origen data del año 3500 antes de Cristo. en Asia Central y Persia. Su valor calórico es bajo: 60 calorías por cada 100 gramos. Ofrece diferentes características de sabor, dulzor, acidez y suavidad o aspereza, según su estado de madurez. Refuerza el sistema nervioso por su contenido en fósforo, estimula la producción de jugo gástrico, que es esencial para una buena digestión, por su elevado contenido de hierro y potasio.

Gracias a la presencia de pectina es muy digestiva para personas que padecen acidez estomacal. Esta sustancia también actúa como reguladora del tránsito intestinal y reduce el nivel de colesterol en la sangre.

La pera, sana fuente de energía, contiene vitamina C, y en menor cantidad A y E.

No coma esta fruta si no está madura, ya que puede provocar molestias gastrointestinales.

Ananá o piña

Es originaria de Sudamérica, concretamente de Brasil. Es muy jugosa, digestiva y rica. Su pulpa es muy aromática y de sabor dulce cuando se encuentra en su punto óptimo de maduración.

¿Cómo saber si la piña ya está lista para ser consumida? Su aroma debe ser intenso, su pulpa debe ceder con una ligera presión de los dedos. Otra

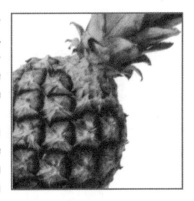

forma de averiguarlo es quitando una de las hojas del centro. Si se desprende fácilmente es porque la fruta ya está madura.

Contiene:
– Todas las vitaminas y diez minerales.
– Fibra: su consumo está indicado en caso de constipación o estreñimiento.
– Bromelina o bromelaína: una enzima similar a las digestivas, que ayuda a digerir las proteínas. Ayuda contra las afecciones del estómago.
– Ácidos cítrico y málico: son los responsables de su sabor ácido y proveen vitamina C.

Papaya

Se la conoce también como mapaña, lechosa, mamona, chamburo, fruta bomba. Su estado de madurez lo indica su color amarillo intenso y cuando cede a la presión de los dedos.

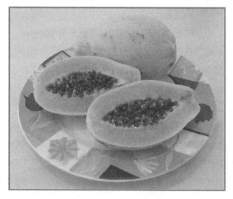

Contiene:
– Vitaminas A, B y C y calcio.
– Papaína: es una enzima que tiene la propiedad de descomponer las proteínas, con lo que se acelera el proceso digestivo.

> *'Cuando descubrimos que ninguna cosa es más importante que nosotros mismos, podemos gozar de la alegría; cuando somos tan importantes como cualquier ser humano, podemos gozar de la alegría, cuando somos capaces de cuidar de nuestro propio ser, podemos gozar de la alegría.'*

Cómo transformar un problema en mejor calidad de vida

Éste es un momento clave del día. Muchos están lejos de sus casas y se les presenta un problema: tienen poco tiempo disponible para almorzar.

Algunos optan por acercarse a un local de comidas rápidas y solucionar el tema con una hamburguesa con papas fritas o algo similar. Otros pasan por alto la comida 'engañando el estómago' con algunas galletitas saladas o golosinas para llegar luego del trabajo a su casa y comer en exceso lo que encuentran.

Si está fuera de su hogar, ¿por qué no llevar desde su casa un almuerzo saludable? ¡Además, ahorrará dinero! La noche anterior puede preparar cuidadosamente los alimentos y reservarlos en el refrigerador hasta el momento de retirarse de su casa. Existen en el mercado recipientes térmicos donde puede llevar alimentos calientes.

Soy consciente de que eso implica un trabajo extra para usted. ¡Pero piense que el costo de esta incomodidad le dará un beneficio enorme!

Comer saludablemente funciona mejor cuando toda la familia está involucrada. Cuando todas las personas en el hogar deciden comer correctamente, el beneficio es general. Le propongo una acción sana: abra las alacenas y el refrigerador ya y saque todo lo que no pueda comer. Y, desde ahora, sólo compre 'comida salud' para toda la familia.

Veamos ahora en qué consiste el almuerzo que debe realizar estrictamente en esta etapa:

Ensalada de vegetales crudos: lechuga, espinaca, pepino, apio, tomate, cebolla. Usar aceite de oliva y vinagre de sidra de manzana (poco).

Vegetales al vapor (dos minutos de cocción): brócoli, coliflor, zanahoria, lentejas verdes/chícharos (*green peas*), calabaza.

Una porción de: pollo, pavo o pescado asado o al vapor (*no mariscos*).

Con estos elementos y un poco de creatividad puede lograr un almuerzo delicioso. Mezcle sabores y colores. Coma la cantidad que desee de vegetales. El límite lo pone usted. En cambio, de las proteínas como pollo, pavo o pescado tome sólo una porción. Para aderezar use no más de una o dos cucharadas de aceite de oliva, preferentemente extra virgen, y vinagre de sidra de manzana

El señor pollo

El pollo asado es una comida muy difundida en Estados Unidos. Es un alimento con el cual se pueden realizar muchas variantes culinarias. Seguramente tiene varias recetas preferidas. Pero recuerde siempre que debe prepararlo asado, al horno, hervido o al vapor, nunca frito.

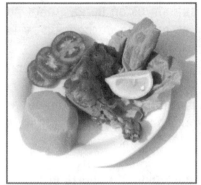

A pesar de que muchos aconsejan sacarle la piel antes de cocinarlo, me inclino por recomendar una cocción con piel, pues será más sabroso; de todas formas, sí deberá retirarle la piel antes de comerlo.

El pollo resulta una carne más accesible para el presupuesto familiar. Actualmente se ha conseguido, a través de la manipulación de la alimentación de estas aves, lograr que en siete semanas llegue al peso en que se lo puede comercializar. Así vemos en los anaqueles pollos llenos de agua y grasa, que al momento de ser consumidos se achican, cuyo sabor dista bastante de ser el ideal. Por eso sugiero que, si tiene la posibilidad de adquirir pollos orgánicos o ecológicos, no lo dude un instante. Éstos son más sanos porque están alimentados naturalmente.

La carne de pollo contiene menos grasa que otras carnes, en especial la pechuga. Contiene, al igual que el pescado, colesterol 'bueno'. Es una carne rica en proteínas, vitaminas A y B, fósforo y hierro.

¿Por qué elegimos cocinar al vapor?

La cocina al vapor permite que las verduras conserven sus vitaminas hidrosolubles y sales minerales. Además, los alimentos mantienen su sabor, consistencia y color natural, y se pueden cocinar varios al mismo tiempo sin que se mezclen sus sabores ni sus olores. Existen en el mercado una variedad de recipientes adecuados para cocinar al vapor, tales como los cestos de bambú chino, el colador flor, el cesto de vapor y la vaporera.

Se pueden preparar todo tipo de alimentos. Las verduras, legumbres y hortalizas hay que retirarlas cuando están tiernas, pero no blandas. El pescado lleva apenas diez minutos de cocción y la carne de veinte a treinta minutos.

Recuerde que el nivel del agua siempre debe ser inferior al recipiente en donde se colocaron los alimentos para que éstos no hiervan. Puede agregar hierbas en el agua y así conseguirá un sabor especial en la preparación. Sólo al final, y con moderación, agregue la sal.

Cocinar al vapor tiene sus ventajas: es rápida, no aporta grasas y provoca una mínima pérdida de nutrientes. Con el tiempo logrará cambiar sus hábitos culinarios y alimentarios, y podrá alejar los fritos y los excesos de grasa, que resultan tan perjudiciales para su salud.

¡Le aseguro que vale la pena comprobarlo!

> 'Si eres moderado en el comer serás tu propio médico'
>
> Pio XII

Media tarde, un momento clave

Llega la media tarde y para muchas personas es crucial. A veces la actividad es menor que la de la mañana y por esa razón suele sentirse más apetito. Me cuentan: 'A las cuatro de la tarde tengo un ataque de hambre. Desayuné correctamente y almorcé a las 12 con los alimentos indicados, pero a la tarde siento un vacío en el estómago y sé que tengo que aguantarme hasta llegar a casa.'
Esto no tiene por qué ser así: le aseguro que usted no debe padecer. Por eso, para aquellos que deseen comer algo antes de la cena, les propongo:

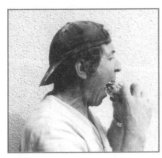

Un sandwich preparado con dos rebanadas de pan integral, lechuga, alfalfa, tomate, unas rebanadas de jamón o pavo, aderezado con 1/2 cucharada de aceite de oliva extra virgen. ¡Riquísimo!
Zanahorias, pepinos y tallos de apio crudos. Esta opción no aporta prácticamente calorías y puede comer la cantidad que le apetezca.

> 'Cuando las cosas andan mal, no abandones.
> Cuando quieras sonreír y sólo puedas suspirar, no te caigas.
> Cuando no encuentres fuerzas para seguir, no renuncies.'

Terminar el día con sobriedad y bien alimentado

Quizá llegue al horario de la cena con demasiado apetito, sobre todo si optó por no consumir la merienda a media tarde. Una buena medida puede ser achicar la brecha horaria entre almuerzo y cena. Si no puede hacerlo, quizá sea bueno consumir la merienda, de todas formas. Así y todo, no hay por qué desesperarse, pues la cena llegará a saciarlo. La sopa de verduras le permitirá superar la ansiedad de comer y su estómago sentirá el impacto de empezar a consumir una comida caliente y además abundante, pues no sólo tomará el caldo sino que ingerirá también los vegetales. Luego podrá elegir entre comer una porción de pollo, pavo o pescado. Todo esto acompañado con arroz café o integral.

Sopa de verduras (abundante) sin grasa, pollo o carne roja. Tomar la sopa y comer los vegetales. Una porción de pollo, pavo o pescado asado o al vapor (no mariscos) Sólo un trozo. La porción de pescado puede ser mayor ya que aporta menos calorías. Arroz café o integral (Brown Rice). La porción es media taza de arroz crudo.

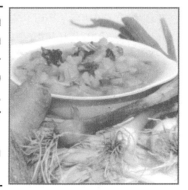

¿Por qué es tan importante comer pescado?

Las propiedades terapéuticas de este excelente alimento son enormes, en especial por su contenido en ácidos grasos Omega 3 y su elevada cantidad de vitamina D. Aporta también 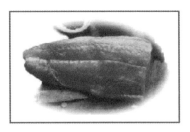 calcio, yodo, hierro, cinc, vitaminas A, B1, D y E.

Los esquimales, que poseen una alimentación a partir del aceite de pescado, tienen un bajísimo nivel de dolencias cardíacas. Se ha estudiado que esto se debe a su contenido de ácido graso Omega3, que permite disminuir el riesgo de problemas coronarios o endurecimiento de las arterias.

Cocine pescado habitualmente. Podrá comprobar beneficios en las siguientes enfermedades:

– Artritis reumatoidea: fortalece las articulaciones.

– Colitis ulcerosa: alivia la inflamación de los intestinos.

– Problemas cardiovasculares: existen menos posibilidades de ataques cardíacos y hay menos reincidencias entre aquellas personas que ya han tenido su primer ataque.

– Hipertensión y colesterol: reduce considerablemente estos síntomas.

– Mal funcionamiento de la tiroides: el yodo que contienen los pescados de mar regula la función de la esta glándula.

– Dermatitis y psoriasis: alivia el prurito y la descamación.

– Circulación y várices: reduce los niveles de grasa en la sangre y por lo tanto la posibilidad de que ésta se deposite en los vasos.

Consejos para comprar pescado

En el momento de adquirir pescado fresco, verifique que la carne sea firme, ligeramente traslúcida y húmeda, los ojos deben estar

---

Si usted no come diariamente pescado de mar como salmón, sardina o atún, es necesario que complemente su dieta con suplementos nutricionales que contengan un abundante aporte de Omega3.

brillantes y cristalinos, las branquias de color rojo intenso, las escamas brillosas y su olor debe ser agradable. Si adquiere pescado congelado controle la fecha de vencimiento y tenga en cuenta que no debe tener hielo.

Trate de consumir el pescado fresco el mismo día que lo lleva a su casa, manténgalo hasta último momento en el refrigerador, preferentemente sobre una fuente con hielo.

Si es congelado le recomiendo cocinarlo dentro de los tres meses y lavarlo bien antes de su preparación.

¿Cómo puedo prepararlo?

Es aconsejable cocinar los más magros al vapor, los más grasosos al horno y el filet a la plancha o a la parrilla sobre papel de aluminio. Recuerde que debe cocinarlo poco tiempo.

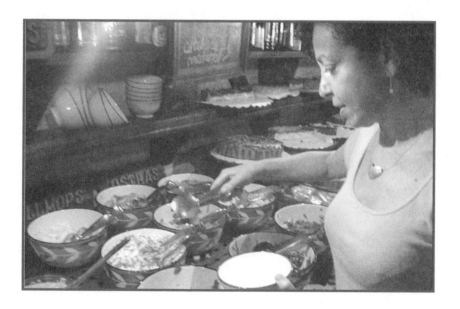

ALIMENTOS TABÚ

> *'Queda prohibido no buscar tu felicidad, no vivir tu vida con una actitud positiva, no pensar en que podemos ser mejores, no sentir que sin ti este mundo no sería igual.'*
>
> Pablo Neruda

Lo que no debemos comer

Así como este plan de alimentación es un programa sumamente equilibrado, debemos tener en cuenta que hay una serie de alimentos cuya ingestión debe ser suprimida totalmente en esta etapa. Ellos son:

Carnes rojas: (Está permitido sólo una porción semanal, desgrasada) res, puerco, cordero o chivo.
Aceites hidrogenados: margarinas.
Condimentos: sazón, sabroseadores, sopitas, cubitos, aderezos.
Comidas rápidas: hamburguesas, pizzas, salchichas.
Y otros: sodas, refrescos, enlatados, tortillas, mole, papa, guacamole, fritos, refritos, chile, pupusas, café, quesos, derivados de lácteos, cítricos, cerveza o cualquier otro tipo de bebida alcohólica.

Carnes rojas: sólo una porción semanal
Le sugiero comer carne vacuna los domingos o el día del descanso de su trabajo. Cuando tenemos tiempo libre deseamos consumir más cantidad de comida. La carne de vaca le dará mayor sensación de saciedad.
Una porción semanal de carne vacuna es necesaria, pues es una buena fuente de proteínas y hierro, muy rica en nutrientes. Contiene minerales y vitaminas A y B. Sin embargo, su dificultad para digerirla y el hecho de que deja residuos ácidos en el organismo hace que aconseje disminuir su ingesta. Es sabido que muchos estudios cien-

tíficos de todo el mundo llegaron a la conclusión de que no es saludable una frecuencia mayor a 2 o 3 porciones por semana, pues aumenta el riesgo de enfermedades cardiovasculares.

Los cortes magros contienen menos grasa saturada y colesterol que otros con grasa. Recuerde que a menor tenor graso más rápida es su digestión. En el supermercado los identificará en un paquete de carne con etiqueta amarilla o naranja que dice 98% Lean o 90% Lean. Si no lo encuentra, retire la grasa con un cuchillo. ¡Nunca hamburguesas! Generalmente tienen más de un 50 % de grasa.

PASO PRIMERO: UN PLAN PARA RECUPERAR LA ARMONÍA

Desayuno (cereal)
2 cucharadas de avena tradicional.
2 cucharadas de germen de trigo.
2 cucharadas de cebada.
4 ciruelas pasas. Si usted es diabético debe utilizar únicamente 2 ciruelas pasas.
Leche de soya. La cantidad que desee.

A mitad de mañana
Fruta: papaya, piña, melón o pera únicamente (nunca inmediatamente después de comer).

Almuerzo
Ensalada de vegetales crudos: lechuga, espinaca, pepino, apio, tomate, cebolla u otros. Usar aceite de oliva y vinagre de sidra de manzana (poco).
Vegetales al vapor (2 minutos de cocción): brócoli, coliflor, zanahoria, lentejas verdes/chícharos (*green peas*), calabaza.
Una porción de: pollo, pavo o pescado asado o al vapor
(*no mariscos*).

Cena
Sopa: sólo verduras (sin grasa, pollo o carne roja), tome la sopa y coma los vegetales.
Una porción de pollo, pavo o pescado: asado o al vapor
(no mariscos) .
Arroz café (*Brown Rice*): la porción es media taza en crudo. Sólo arroz integral.

NO ABSOLUTO

Carnes rojas: vacuna, puerco, cordero o chivo (se permite sólo una porción semanal).
Condimentos: sazón, sabroseadores, sopitas, cubitos, aderezos, etcétera.
Comidas rápidas: hamburguesas, pizzas u otros.
Otros: sodas, refrescos, enlatados, tortillas, mole, guacamole, fritos, refritos, papa, naranja, chile, pupusas, café, quesos, derivados de lácteos, cítricos, cerveza y alcohol.

Opcional para la merienda
Dos rebanadas de pan integral o un sandwich con dos rebanadas de pan integral, lechuga, tomate, alfalfa, un poco de jamón de pavo o pollo, con aceite de oliva (poco).

Bebidas
Dos jugos de vegetales al día.
Uno a dos vasos bien grandes de leche de soya (en el desayuno con el cereal).
Agua de buena calidad (de 5 a 8 vasos diarios).

> *'La vida es demasiado importante para tomársela en serio.'* Oscar Wilde

¡Felicitaciones! ¡Usted ha logrado pasar la etapa más difícil! Sé que fue muy duro acostumbrarse a la comida sana, después de pasar años de su vida consumiendo 'cualquier cosa'. Es el mejor regalo que se podía dar. ¡Éste no tiene precio!

Ahora que ya consiguió llegar a su peso correcto o a su peso deseado, que lo lleva a sentirse bien, puede pasar a la siguiente etapa, que es la de mantenimiento. Para ello va a agregar a la alimentación básica anterior, a medida que lo desee y paulatinamente, lo siguiente:

Dos veces por semana
– Un huevo preparado en agua
  (puede ser duro si lo va a llevar al trabajo).
– *Raisin bran cereal*
  (alternado con el atolito del desayuno).
– Yogur *low fat* con fruta, cualquier gusto, o yogur de soya.
– Medio camote o batata (*sweet potato*) asada o hervida.
  (No utilice aceite para prepararla).
– Calabaza (*squash*). La cantidad que desee (no hay límite)
  al horno o hervida.

Una vez por semana
– Un trozo pequeño de carne de vaca sin grasa. ¡Sólo uno!
– Pasta o fideo de verduras.

La pasta

Esta opción también es ideal para un almuerzo dominguero en familia. Los hidratos de carbono complejos le confieren un alto poder de saciedad.

¿Sabía que Marco Polo fue el primero en llevar la pasta desde China a Occidente durante el siglo XIII? Desde entonces, ha ocupado un lugar importante en la mesa. Los italianos consumen pasta casi todos los días como primer plato. Fue en Nápoles donde se elaboró por primera vez industrialmente la pasta. En Italia, actualmente se calcula que consumen un promedio anual de 27 kilogramos por habitante. En Estados Unidos, este promedio desciende a 8,55 kilogramos.

La pasta que le propongo es del tipo enriquecida con vegetales. Ésta lleva incorporada a la masa generalmente espinacas. Una característica que las distingue a simple vista es su color verde. Puede ser seca o fresca.

La pasta integral elaborada con sémola de trigo duro completo, y adicionada con espinaca es mucho mejor aún. Desde el punto de vista alimenticio tiene más propiedades (vitaminas, fibra, etcétera) que las pastas no integrales.

Salsa: debe olvidarse de las salsas tradicionales muy altas en sustancias grasas. No agregue a su pasta salsas enlatadas.

Puede salsear la pasta de verdura con tomate preparado en casa, perejil, ajo y aceite de oliva.

Mi receta favorita es: albahaca fresca, tomate fresco cortado en daditos pequeños, un toque de ajo y aceite de oliva. ¡Delicioso!

Sólo está permitido un plato abundante.

Cada 2 días

Un huevo preparado en agua
Raisin bran cereal (alternado con el atolito).
Yogur low fat con fruta, cualquier gusto.
Medio camote o batata (*sweet potato*).
Calabaza (*squash*) la cantidad que desee.

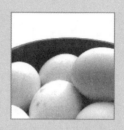

Una vez a la semana

Un trozo pequeño de carne de vaca sin grasa.
Pasta o fideo de verduras (color verde)
con salsa casera natural. Un plato.

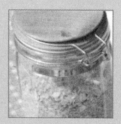

LA GRAN GRADUACIÓN

"La gota perfora la piedra no por su fuerza sino por su constancia." Paracelso.

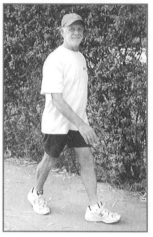

Han pasado ya unos meses desde que decidió comenzar este camino. Empieza a sentirse bien y a disfrutar los beneficios de una alimentación sana. Ahora prefiere el aroma de las frutas frescas al olor a grasa de las casas de venta de hamburguesas y papas fritas. Aprendió a escoger lo mejor que le brinda la naturaleza para usted. Sabe, porque lo experimentó en su cuerpo, lo que significa pasar un buen descanso por la noche y levantarse lleno de vitalidad. Sus amigos y familiares notarán la diferencia y le dirán lo bien que lo ven.

Usted ha buscado un tesoro, con muchas dificultades en su camino, y ahora lo ha conseguido y es suyo. Ese tesoro es: energía, bienestar y sentirse libre para realizar lo que guste.

¿Y cómo sigo ahora?

A partir de este momento, use su creatividad, sus deseos y sobre todo su conocimiento respecto de qué alimentos le hacen bien y cuáles no. Sobre la base de las diferentes posibilidades que estuvimos viendo puede armar su alimentación diaria y agregar nuevas propuestas. Por ejemplo, los frijoles o porotos (también llamados judías o alubias) proveen mucha fibra y poca grasa. Tres porciones a la semana para su comida principal es una buena medida.

Los frijoles juegan un papel muy importante para mantener alejadas algunas enfermedades. Si lo incluimos en nuestras dietas cuatro y hasta cinco veces por semana, podemos reducir el colesterol 'malo' (LDL) y nuestras opciones de enfermedades cardíacas en hasta un 19 por ciento.

Pruebe con semillas. Por ejemplo: agregue a sus verduras al vapor o a su arroz integral una cucharada de un riquísimo Mix energético como este:

1 cucharada de semillas de sésamo.
1 cucharada de girasol.
1 cucharada de lino.
2 cucharadas de avena arrollada.
y 2 cucharadas de salvado de avena.

Sólo piense en alimentos naturales y frescos, y aparecerán en su mente deliciosas recetas. O consulte nuestro capítulo Cocina Saludable donde encontrará riquísimas opciones culinarias.

LA SOYA:
REINA DE LOS ALIMENTOS

"Siempre hay algo nuevo en la naturaleza que toca nuestra alma, algo que sorprende, algo que emociona, algo que hace creer, algo que invita a agradecer."

El increíble poder de un poroto

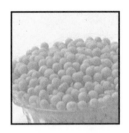

La soya, ese pequeño y maravilloso poroto, tiene un enorme poder. Fue utilizada durante miles de años en la alimentación, pero hace poco tiempo se ha descubierto científicamente su valor nutricional y su capacidad terapéutica.

Usted debe hacer de la soya su amiga. Y de la leche de soya su bebida favorita. Todos los días es necesario beber dos vasos de leche de soya. La puede preparar en casa o bien, para facilitar la tarea, puede comprar la leche de soya en polvo instantánea.

Para prepararla en casa, lave una taza de soya y déjela en remojo con tres tazas de agua durante 24 horas. Pasado ese periodo tome los porotos con las manos y dentro del agua frótelos entre sí para desprender el hollejo. Éste flotará en el agua. Retírelos con una espumadera. Luego vuelque el agua (la puede utilizar para salsa o sopas). La soya se licua o se procesa con 1½ taza de agua, coloque todo en una olla. Revuelva hasta que comience a hervir, y luego baje la temperatura. Debe cocinarse muy suave por espacio de 20 a 40 minutos, hasta que ya no tenga sabor a poroto. Cuele toda esta preparación a través de un lienzo. Obtendrá un litro de leche de soya.

Para muchos el sabor de la soya es extraño a sus costumbres. Empiece poco a poco, probando distintas opciones. ¡Le aseguro que el beneficio es enorme!

Razones para consumir soya

¿Qué contiene?

Proteínas
¿Sabía que contiene muchas veces más proteínas que la carne y una y media más que los cacahuetes y los guisantes, tres veces más que los huevos y diez veces más que la leche de vaca?

Grasas
Posee ácidos grasos no saturados, ácido linoleico y arquidómico, esenciales para la alimentación humana.

Hidratos de carbono
Es un excelente alimento para personas diabéticas, obesas o en regímenes para bajar de peso porque contiene 10% a 17% de hidratos de carbono, del cual sólo el 2% es absorbido por el organismo.

Vitaminas
Es rica en vitaminas B1, B2 y B3.

Minerales

Sodio, fósforo, hierro, magnesio, potasio y cinc, están presentes en proporciones más elevadas que en la leche de vaca.

Fibra

La cáscara de la soya tiene abundante fibra.

SOYA Y SALUD

Hace mucho tiempo que son conocidas por la ciencia las diferencias en cuanto a las enfermedades que afectan a las personas de los pueblos orientales y occidentales. Tal es el caso del cáncer de próstata (segundo cáncer más frecuente en el hombre), el cual es mucho más frecuente en América del Norte que en China.

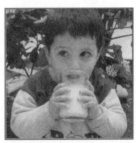

Los estudios poblacionales han demostrado que las mujeres orientales sufren con menor intensidad los trastornos generados por la menopausia, como la osteoporosis, el aumento del colesterol, los sofocones o bochornos, etcétera. Esta diferencia se debe a la alimentación: En Oriente se sigue consumiendo los mismos alimentos que sus antepasados, ricos en cereales, soya y vegetales. Éstos contienen todos los requerimientos alimenticios que necesitamos para estar saludables.

¿Qué son las isoflavonas?

La soya contiene gran cantidad de isoflavonas. Cumplen funciones terapéuticas y favorecen a nuestra alimentación. Las isoflavonas son estrógenos de origen vegetal o fitoestrógenos (fito = vegetal).

Para entender qué son y para qué sirven las isoflavonas es fundamental, primero, conocer las funciones de los estrógenos. Éstos son hormonas sexuales femeninas liberadas a la circulación sanguínea por los ovarios. Actúan en todo el organismo, favorecen la formación ósea, reducen el colesterol, aumentan las secreciones vaginales, preparan al endometrio del útero para la gestación, favorecen el desarrollo mamario y estabilizan el humor, entre otras funciones metabólicas.

Al llegar las mujeres a una edad comprendida entre los 35 y los 58 años, con promedio en los 51 años, el ovario deja de producir estrógenos y se produce el cese de los ciclos menstruales, fenómeno conocido como menopausia. Con la llegada de esta etapa de la vida la mujer comienza a sufrir las consecuencias de la carencia de estas hormonas.

Las consecuencias más frecuentes son:
— Sequedad vaginal que produce molestias durante las relaciones sexuales.
— Sofocos o bochornos que consisten en intensas sensaciones de calor corporal asociadas con transpiración y enrojecimiento de la cara, el cuello y el pecho.
— Fragilidad ósea debido a la descalcificación que sufren los huesos, que conllevan fracturas y dolores articulares.

– Aumento del colesterol, que conduce al depósito de grasa en las paredes de los vasos sanguíneos (ateroscle-rosis), lo cual lleva a la trombosis y a los infartos.

– Alteraciones del humor.

Los fitoestrógenos combaten todos los trastornos genera-dos por el déficit hormonal que se produce en la mujer adulta. Por esto son muy recomendables para las mujeres posmenopáusicas.

Hoy en día, cuando la terapia de reemplazo hormonal está cuestionada y se han comprobado sus efectos nocivos, el consumo de soya es una salida natural y efectiva para este problema.

¿Qué otras bondades podemos obtener de la soya para mejorar la salud?

Reemplaza los lácteos

Muchas personas, especialmente los ancianos, no toleran la leche vacuna, que es rica en lactosa, un disacárido para cuya absorción intestinal necesitamos de unas enzimas denominadas disacaridasas. Estas enzimas pueden verse alteradas por muchas causas, y entonces cuando consu-mimos leche vacuna nos produce diarrea, flatulencias, dolor abdominal, náuseas o vómitos. La leche de soya y el tofu son las opciones ideales para remplazar los lácteos. Contrariamente a los efectos que produce la leche vacuna, la soya es de muy fácil digestión y contiene gran cantidad de vitaminas, minerales, proteínas, fitoestrógenos y otras sustancias esenciales para un metabolismo óptimo.

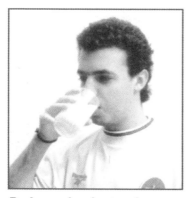 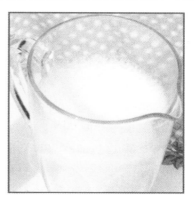

Reduce el colesterol

La soya contiene ácidos grasos poliinsaturados, como el ácido linoleico. Éste tiene la particularidad de ser una grasa esencial. Esto significa que no puede ser elaborada por el organismo y entonces debe ser incorporada con la dieta. Además, favorece la eliminación del colesterol del cuerpo, así pues disminuye la aterosclerosis y la posibilidad de sufrir una enfermedad cardiovascular. Y, como si esto fuera poco, carece de colesterol, mientras que la carne sí lo posee. Una persona que come a diario soya vive más y mejor que otra que ingiere habitualmente carne.

La soya puede ser consumida por todas las personas. Por su contenido de fibras es buena para los diabéticos. No tiene gluten, por lo que puede ser útil para aquellos que sean portadores de enfermedad celíaca. Es de muy fácil digestión, ideal para hombres, mujeres y niños con trastornos gástricos, biliares, hepáticos e intestinales.

Nutre las neuronas de nuestro sistema nervioso

Contiene gran cantidad de lecitina, que es un ácido graso fosforado importante para la nutrición de las neuronas de nuestro sistema nervioso y para reforzar los músculos oculares. La lecitina se encuentra también en la yema de huevo, pero no es recomendable porque aporta muchas calorías y aumenta el colesterol en la sangre.

Previene el cáncer

La soya tiene un efecto anticanceroso evidenciado en la menor incidencia de cáncer de mama, colon y próstata en los asiáticos. Esto se debe a que la soya contiene fitoestrógenos, llamados isoflavonas, que actúan a nivel celular y bloquean ciertos 'pasos clave' en la multiplicación de las células tumorales. También poseen un efecto antioxidante.

Previene la osteoporosis

El aporte de calcio que genera su consumo cotidiano es fundamental, junto con la actividad de sus estrógenos vegetales, para prevenir la osteoporosis.

El tofu

El tofu, también llamado queso de soya, fue descubierto por los chinos hace más de dos mil años, y de allí difundido a todo Oriente. Tiene textura suave y sirve para preparar rellenos, sopas, o bien comerlo como queso. Es un sustituto de la carne vacuna en sus recetas predilectas. En el mercado existen distintas variedades de tofu, según su consistencia y sabor. Elija el de su agrado. También puede prepararlo en casa partiendo de la leche de soya. Es

necesario conservarlo en la heladera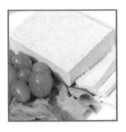
en un recipiente hermético, preferente-
mente sumergido en agua. Dura diez
días refrigerado, cambiándole el agua
día por medio.
El color del tofu fresco es blanco y es
inodoro. Si compra el producto con olor ácido y si al cor-
tarlo desprende como una gelatina, no lo consuma. Está en
mal estado.

Una porción (alrededor de 200 gramos) contiene 40 gramos
de proteínas suficiente para el requerimiento diario y sólo
160 calorías. Posee vitaminas y minerales, y gran cantidad
de calcio fundamental para el mantenimiento y construcción de los huesos.

Para personas con intolerancia a la leche, tanto la leche de
soya como el tofu son una opción ideal para reemplazarla.

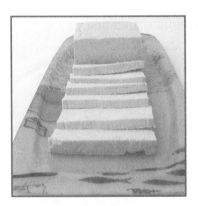 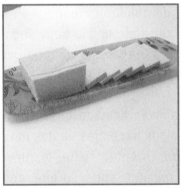

Estos productos son muy fáciles de digerir.
200 gramos de tofu equivalen aproximadamente 4 huevos,
o 300 g de hamburguesa casera, o 120 g de queso.

¡No me gusta su sabor!

A muchos les resulta difícil acostumbrarse a su sabor. Deben saber que el tofu por sí solo no tiene prácticamente sabor. Toma el gusto de los alimentos que lo acompañan. Por eso hay que aprender a prepararlo.

Se lo llama queso de soya, pero no tiene nada que ver con quesos blandos, pues el tofu no se derrite. Puede combinarse perfectamente con otros productos dulces o salados. Una o dos raciones diarias de tofu o un plato abundante a base de esta legumbre son imprescindibles.

**¡Ahora usted sabe por qué
la soya es la reina de los alimentos!**

"Las personas más felices no necesariamente tienen lo mejor de todo. Simplemente disfrutan al máximo cada día de todo lo que está a su alcance. "

ESE OLVIDADO Y MARAVILLOSO ELEMENTO

El agua es vital. ¿Por qué hemos dejado de consumirla si es imprescindible? ¿Por qué la hemos reemplazado por refrescos con productos químicos y azúcares, por bebidas alcohólicas e infusiones nocivas para la salud? La respuesta es que el hombre ignora los beneficios de esta bebida.

El promedio de la cantidad de agua en el cuerpo humano es de 65%, pero varía considerablemente de persona a persona, incluso de una parte del cuerpo a otra. Un bajo contenido de agua en la sangre dispara al hipotálamo, el cual es el centro de la sed en el cerebro, y envía la orden para beber.

A menudo consumimos sólo el líquido suficiente para reprimir la sed o 'mojar' la garganta, pero no la cantidad suficiente para cubrir toda la pérdida de agua. Usted puede llegar a deshidratarse rápidamente. Recuerde que un adulto tiene más bajo el porcentaje de reserva de agua en el cuerpo que un joven.

Las personas que realizan una intensa actividad física o las personas mayores pueden no sentir sed cuando necesitan beber más líquido.

El agua es esencial para respirar, los pulmones deben ser humedecidos para facilitar la entrada de oxígeno y la salida del dióxido de carbono. Aproximadamente 500 centímetros cúbicos de líquido se pierden diariamente en la exhalación. Si no se bebe suficiente agua para el balance de fluido, cada función del cuerpo podría ser impedida. Cuanto más ejercicio, más agua debe ser consumida para mantener a nivel el balance corporal.

Beber ocho vasos de agua por día, aun cuando no tengamos sed, debería ser un saludable hábito.

¿Cuáles son los beneficios de consumirla?

Las toxinas y los químicos que se acumulan en el organismo pueden causar molestias como problemas intestinales, vesicales y dolores de cabeza que se eliminan con sólo tomar agua.

La vejiga funciona mucho mejor. Los ataques de ansiedad, reacciones de intolerancia a ciertos alimentos, ardor del estómago por demasiado ácido, colitis, fatiga, *hot flashes* y muchos otros trastornos se alivian si bebemos mucha agua. Este flujo va al sistema y alivia otros síntomas en forma más rápida que las hierbas, drogas y alimentos. **Nada en nuestro planeta puede tomar el lugar del agua.**

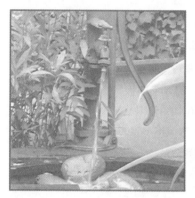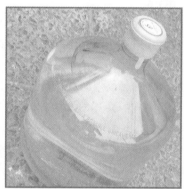

Nos envenenamos con los productos del gasto metabólico y toxinas de nuestro propio cuerpo. Los riñones remueven productos como la úrea, ácido úrico y ácido láctico, que debe ser disuelto en agua. Si no está presente en suficiente cantidad, estas sustancias no son evacuadas efectivamente y podrían causar daños en los riñones. La digestión y el metabolismo también cuentan con el agua para ciertas reacciones químicas y enzimáticas del cuerpo. Este irreemplazable líquido lleva oxígeno y sustancias escenciales a las células a través de la sangre, y regula la temperatura corporal. Es aún más importante para aquellos que padecen artritis o problemas músculo-esqueléticos, pues lubrica las articulaciones.

El proceso de envejecimiento puede ser retardado. Previene los cálculos renales, estreñimiento, aterosclerosis, obesidad, glaucoma, cataratas, diabetes, hipoglucemia y muchas otras enfermedades. Beba mucha agua. ¡Sólo inténtelo y sentirá la diferencia rápidamente!

Agua del grifo

La calidad del agua potable varía de un lugar a otro, según la condición de la fuente de agua de donde se obtiene y el tratamiento que ésta recibe. Por eso es muy útil que esté informado acerca de la seguridad. Para ello tiene varias posibilidades: una es mandar a analizar el agua de su casa a un laboratorio privado, o bien comunicarse con las autoridades pertinentes para informarse.

En Estados Unidos, la Agencia Estadounidense de Protección Ambiental (EPA) tiene la página web que puede visitar *http://www.epa.gov/safewater/agua.html*, donde se aclara un poco más el panorama sobre este tema. También puede llamar telefónicamente a *Water Quality Association*, 708-505-0160, para pedir una orientación a las personas que lo atenderán.

Si recibe agua de pozo, su suministrador privado tiene la obligación de entregarle un informe anual. Lamentablemente, el agua de grifo, cada vez con mayor frecuencia, contiene químicos dañinos y minerales inorgánicos que no pueden ser usados por el cuerpo. No es lo suficientemente limpia y pura para el consumo.

Colocar un filtro de agua en su hogar es una posibilidad para poder mejorarla. Si toma la decisión de comprar este aparato es importante que averigüe qué diferencias presentan los que se ofrecen en el mercado. Hay una gran variedad de ellos, los mejores son los del sistema de ósmosis reservada y los de filtración por cerámica. Tenga en cuenta que no existe aún un filtro que elimine todos los contaminantes.

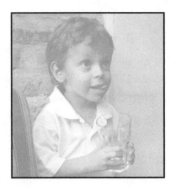

El radón es un gas formado en las entrañas de la tierra, migra a los sistemas de agua y puede causar cáncer pulmonar. La EPA estima que ocho millones de norteamericanos tienen altos niveles de radón en sus aguas, que es distribuido cuando el agua corre en la casa. Los lugares en que es común encontrar radón es en pozos privados y otras fuentes de agua subterránea.

Las agencias gubernamentales y organizaciones del medio ambiente reportaron que el plomo es un peligro potencial y 42 millones de estadounidenses (1 en 6) están bebiendo agua contaminada con niveles altos de plomo. Puede causar problemas hepáticos, renales, cardiovasculares, en el sistema inmune y en el gastrointestinal.

Hervida
Para eliminar parásitos y bacterias se puede hervir el agua de grifo durante cinco minutos. La desventaja radica en que todos los químicos dañinos se mantienen concentrados.

Agua de pozo
La profundidad del pozo y el área donde se encuentra determinan su seguridad. Si ésta fue extraída de un área

agrícola los fertilizantes químicos y el abono pueden contaminarla. La presencia de nitritos en el agua ha llegado a causar graves trastornos sanguíneos en niños y adultos. Las fuentes subterráneas pueden contener pesticidas. Algunos científicos afirman que su consumo puede aumentar la incidencia de cáncer de mama.

Aguas embotelladas

Purificada o destilada. Es completamente desmineralizada, esto implica hervirla, convertirla a vapor y entonces condensarla. Las bacterias, los minerales, los químicos, los virus y otros tóxicos contaminantes son removidos.

El agua destilada al vapor es preferida. Deben agregársele los concentrados de trazas minerales, que no son caros y pueden comprarse en tiendas de alimentos saludables. Además, es una buena costumbre adicionarles dos cucharadas de vinagre de sidra al galón de agua destilada, pues favorece la digestión.

Está totalmente desprovista de todo mineral, por lo tanto su uso prolongado no es recomendable. Podría provocar la utilización de las reservas minerales de su propio cuerpo y conducir a deficiencias minerales serias y enfermedades tales como osteoporosis, diabetes, pérdida dental y enfermedad cardíaca.

Agua mineral

Fluye de la tierra de un lugar en particular, y allí, cerca de su lugar de origen, es embotellada. No contiene aditivos. Cuando compremos agua mineral embotellada debemos leer en el envase el lugar de origen y composición de la bebida, pues la mayoría de las que se encuentran en el mercado son agua de grifo filtrada con aditamento de minerales. Algunas son artificialmente carbonatadas con dióxido de carbono y sales minerales.

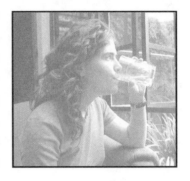

También se embotella agua destilada con agregado de minerales.

Toda agua contiene impurezas.

Algunas de estas sustancias son inocuas.

Sin embargo, los minerales, a ciertos niveles, igual que los químicos elaborados por el hombre como sustancias descargadas de las fábricas y en los espacios agrícolas, la contaminan y llega a ser, en algunos casos, peligrosa para la salud de su familia. El informe de calidad del agua local es imprescindible, ya sea embotellada o de grifo.

'*Preciso es reconocer que el amor es el gran maestro.'*
Molière

¿Por qué es tan importante incluir en nuestras dietas frutas y verduras crudas?

Son ricas en enzimas.
Estas complejas sustancias, por más imperceptibles que sean, se encuentran en cada átomo de nuestro organismo y nos permiten digerir lo que comemos y absorberlo en la sangre. ¡Nos permiten nutrirnos! Los vegetales y las frutas, como todo organismo vivo, son ricos en enzimas, pero ¡cuidado! La vida de las enzimas se extingue a temperaturas mayores a 130° F, por lo cual es muy importante comer una ración diaria de estos alimentos en forma cruda. Y no se olvide que masticarlos arduamente es esencial para una completa digestión.

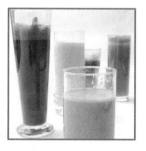

Aportan una gran cantidad de minerales.
Nuestro cuerpo está constituido por diferentes átomos elementales (oxígeno, hidrógeno, magnesio, calcio, etcétera), que permiten la reparación y regeneración de nuestros

órganos, tejidos, células y todo nuestro cuerpo. El organismo necesita permanentemente nutrirse de ellos y es en dichos alimentos que puede encontrarlos. Ellos, a través de los rayos solares que reciben, tienen la capacidad de transformar estos elementos inorgánicos en vida.

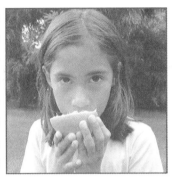

Aportan una gran cantidad de vitaminas indispensable para el funcionamiento del organismo. Una de ellas, la vitamina A, que está presente sobre todo en zanahorias, acelgas, damascos, duraznos, melones, espinacas y tomate, nos brinda antioxidantes.

JUGOS DE FRUTAS Y VERDURAS FRESCOS

Los jugos de frutas y verduras frescos son imprescindibles en nuestra alimentación. ¡No pueden faltar! Los jugos son vitales para toda la familia, para todas las edades. Note que son lo más sano que nos brinda la Madre Naturaleza.

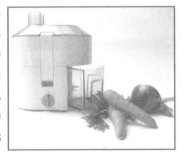

Es necesario beber como mínimo un jugo diario. Nos proporciona gran variedad de combinaciones de vegetales que contribuyen de diversas formas a la salud de nuestro cuerpo.

Por eso, una inversión 'supersaludable' es comprar una juguera centrífuga. Se encuentran en el mercado desde valores bajos y dan un beneficio enorme. Cuando preparamos los jugos en forma de extracto estamos separando los minerales y el agua destilada que contiene el alimento de sus fibras. Las jugueras manuales, al no lograr pulverizar totalmente las fibras, no logran extraer todos los elementos vitales de los vegetales en forma líquida.

La licuadora es también útil. Pero cuando consumimos jugos con fines terapéuticos es necesario agregarle agua destilada al licuado y luego colarlo. Lo cual se convierte en una tarea más complicada.

¿Por qué beber únicamente el líquido de la fruta o verdura y no el alimento completo?

El doctor Norman Walker plantea que el proceso de obtener el extracto del jugo es esencial. La digestión de alimentos sólidos le lleva a nuestro organismo unas cuantas horas de trabajo antes de poder nutrirse del alimento ingerido, y tiene que utilizar parte de su energía en dicho proceso. Los jugos, en cambio, son digeridos y asimilados en un período de entre 10 y 15 minu-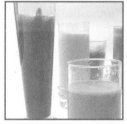tos y pueden ser utilizados por el organismo casi en su totalidad para nutrir y regenerar las células y tejidos, las glándulas y los órganos del cuerpo.

Otra virtud que tienen los jugos de extractos es que mientras las fibras de los vegetales están expuestas a los tóxi-

cos de los pesticidas, las enzimas y los átomos que extrae-
mos en los jugos son inmunes a aquéllos.

Puede verse cómo cumplen funciones distintas la ingesta
del extracto del jugo y de sus fibras, por lo cual no debemos reemplazar una por otra. Ambas deben estar presentes en nuestra dieta diaria.

> *Los jugos cumplen dos funciones: son altamente*
> *nutritivos y tienen propiedades terapéuticas.*
> *Desde el punto de vista nutricional usted puede*
> *crear su propia versión. Pruebe diferentes*
> *combinaciones. Mis favoritas son:*
> *Zanahoria y manzana*
> *Naranja, frutillas y pomelo*
> *Manzana, apio y unas gotas de limón*
> *Espinacas, zanahoria y perejil.*

De estos jugos puede consumir la cantidad que le apetezca. Para obtener resultados que se perciban trate de beber
un mínimo de un vaso por día; lo ideal son dos a cuatro
vasos diarios. Cuanto mayor sea la cantidad, mejor será el
resultado. En terapias naturales utilizamos los jugos con
excelentes resultados. Recuerde que no sólo previenen
enfermedades sino que también ayudan a mejorarlas y a
promover la salud. Porque en ellos se encuentra energía
concentrada.

RECOMENDADOS

Hay muchas combinaciones de jugos según las necesidades de cada individuo. Les voy a ofrecer algunas de ellas, que ayudan a mantener en buen estado a nuestro organismo:

Jugo de zanahoria

La mayor fuente de vitamina A que el organismo puede asimilar está aquí y a su vez contiene un amplio suministro de vitaminas B, C, D, E, F y K . Ayuda a normalizar todo el organismo. Son muchos los efectos beneficiosos que posee para diferentes etapas de la vida: contribuye a mejorar y mantener la estructura ósea de los dientes, ayuda a las madres que amamantan a mejorar la calidad de su leche, previene la sequedad de la piel, aumenta las defensas del organismo frente a infecciones de todo tipo, principalmente de los ojos, la garganta y el sistema respiratorio e incrementa el vigor y la vitalidad del organismo en general.

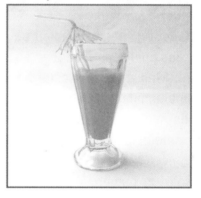

Jugo de espinaca

La espinaca es el alimento más vital para todo el tracto digestivo, desde el estómago hasta el colon o intestino grueso, en tanto actúa en la evacuación y la regeneración de todo el tracto intestinal. Los casos más severos de constipación pueden ser curados en tan sólo unos días o semanas tomando un vaso de jugo de espinaca diario, lo cual constituye una alternativa sana frente al uso de purgativos inorgánicos o laxantes, que no logran curar la constipación sino que su uso habitual desemboca en ingestas cada vez ma-

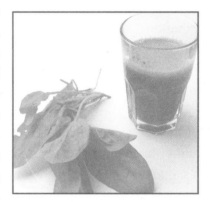

yores para lograr la estimulación de los músculos de los intestinos, los cuales permanecen en un estado crónico de inactividad. Mediante la ingesta del jugo de espinaca, al prevenir la acumulación de desechos en el tracto intestinal, estamos ayudando a prevenir numerosos desórdenes comunes: cefaleas, artritis y úlceras, entre otros.

Éste es sólo un número de las acciones benéficas que poseen dichos jugos. A su vez, es muy frecuente la indicación terapéutica de jugos que combinan diferentes vegetales, dentro de los cuales la zanahoria es la reina. Dichas combinaciones producen otro número de efectos benéficos: por ejemplo, frente a una irritación del colon la

combinación espinaca y zanahoria es la mejor opción.
Otra combinación muy recomendada es jugo de zanahoria,
remolacha y coco. Se ha comprobado que dicha combinación constituye la mejor limpieza para la vesícula biliar,

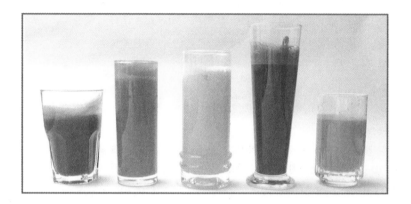

el hígado, los riñones, la próstata y otras glándulas sexuales. Esto reside en que su alto contenido en calcio es
requerido por el organismo y es únicamente el calcio
obtenido de las frutas y vegetales crudos el que puede ser
disuelto en agua para ser completamente asimilado y utilizado en diferentes procesos vitales.
Por el contrario, el calcio inorgánico que obtenemos de la
ingesta de azúcares y almidones, de no ser completamente eliminado del sistema, va formando gradualmente
depósitos de calcio (cálculos) que obstruyen funciones
vitales. La combinación de vegetales que hemos men-
cionado no sólo ayuda a prevenirlo, sino que ha sido comprobado, en numerosos casos, que es capaz de disolver
los cálculos para poder evitar, de esta manera, una

operación quirúrgica.

Otras combinaciones muy recomendadas son: zanahoria y

100% NATURAL = 100%SALUD
Coma diariamente, como mínimo, una porción de
verduras crudas, dos frutas frescas y beba un vaso
grande de jugo.

---

perejil; zanahoria, perejil y apio; zanahoria, perejil, apio y espinaca

Recuerde que cuando se los utiliza terapéuticamente es el profesional de la salud quien debe hacer el diagnóstico de su estado de salud y prescribir, en consecuencia, los jugos a ingerir, así como la cantidad y su frecuencia.

CONSEJO

Le recomiendo beber estos jugos preferentemente alejados de las comidas.

"Hay caídas que nos sirven para levantarnos más felices." Shakespeare.

La leche es un buen alimento protector, ya que aporta proteínas de alta calidad, calcio y fósforo. La principal proteína es la caseína. Provee vitaminas A y D y minerales, además del calcio, fósforo, potasio y cobre. Aquellos que simpatizan con la dieta vegetariana estric- 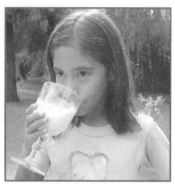 ta consideran que la leche no es necesaria en la alimentación, ya que puede reemplazarse con otros productos. Me inclino a considerar a la leche, en especial las opciones descremadas, como un alimento importante en la dieta. Esta bebida está asociada en nuestra mente con los afectos. Muchos recuerdos de nuestra infancia están ligados a ella.

Intolerancia a la lactosa

La lactosa es el principal hidrato de carbono (azúcar) de la leche. Muchas personas son sensibles a este componente. Cuando la lactosa penetra en el organismo de estos individuos, su sistema inmunológico reacciona contra este azúcar de igual forma que lo haría contra un agente infeccioso. Estas personas sufren entonces intolerancia a la lactosa. Esta produce diarreas, flatulencia y dolor abdominal.

Existe la creencia popular de que beber leche causa constipación. Esto no es cierto. No hay ninguna razón para ello. Recuerde que para mejorar la constipación es imprescindible proveerse de alimentos con alto contenido en fibra, como cereales integrales, frutas y vegetales, beber mucha agua y hacer ejercicios.

Alimentos aconsejados para sustituir la leche
Leche de soya
Leche sin lactosa (venta en farmacias), o leche tratada con lactasa.
Tofu
Almendras
Verduras: nabo, col
Carnes magras
Huevos
Frutas

LECHE MATERNA

La leche materna es el alimento exacto que el bebé necesita. Su contenido de proteínas y minerales es menor que el de la leche de vaca y, sin embargo, protege contra las enfermedades durante todo el proceso de lactancia, porque tiene los nutrientes específicos para el saludable desarrollo del recién nacido. Piense... la leche de vaca es ideal para el ternerito, ¡para el bebé la de su madre!

Además, el contacto con la piel estimula y acrecienta la relación entre ambos, vínculo fundamental para la vida.

YOGUR

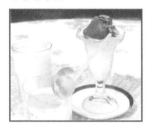 El yogur es un producto lácteo que se obtiene a partir de la fermentación ácida de la leche. Contiene bacterias capaces de convertir el azúcar de la leche -lactosa- en ácido láctico. Este ácido hace imposible el desarrollo de bacterias dañinas en el intestino derivadas de la descomposición de los alimentos. Posee una enorme cantidad de vitaminas del grupo B. Descremado, contiene muy pocas calorías.

Está indicado para todas las edades. Es importante saber que el yogur presenta la lactosa parcialmente degradada, por lo que no suele ser causa de intolerancia alimentaria. Ayuda a estabilizar la flora del intestino y los microorganismos que pueblan el sistema digestivo. Favorece la absorción de las grasas, disminuye el colesterol, facilita la asimilación de nutrientes, combate las diarreas y el estreñimiento. Esto se debe a que en el yogur existen microorganismos vivos que favorecen el crecimiento de flora beneficiosa y así disminuyen el crecimiento de flora microbiana alterante.

Algunas investigaciones afirman que previene el cáncer de mama, hígado y colon. También favorece la estimulación del sistema inmune.

¿Cuál es su origen?

El yogur se sitúa en Turquía y se cree que su consumo se remonta a más de dos mil años. Fue el alimento básico de los pueblos nómadas. Éstos transportaban la leche fresca en sacos de piel. Y allí, por la acción del calor, la leche se convertía en una masa semisólida y coagulada.

Distintas presentaciones

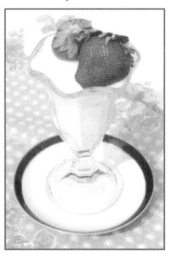

Hay una gran variedad en los mercados: al natural o con sabor a frutas, ácido o azucarado, cremoso o líquido, entero o descremado, solo o con cereales o frutas. Siempre es una excelente opción. El yogur es su aliado, como un complemento, durante el Plan para Recuperar la Armonía. Es también un compañero fiel en la etapa de mantenimiento. Es fácil de obtener cuando está fuera de casa. Es muy rico y refrescante. Produce sensación de saciedad y lo alimenta sanamente. ¿Qué más puede pedirle a un alimento?

EJERCICIO
VIDA LARGA Y SALUDABLE

> 'Nada es más liberador que la alegría.
> Ella libera la mente y la llena de tranquilidad.'
> Rabí Najman de Breslav.

La vida es movimiento

Todos estamos de acuerdo con que necesitamos movernos. Sabemos que es vital para
nuestra supervivencia, ya que el ejercicio físico tiene una influencia en cada uno de los sistemas que conforman nuestro cuerpo. Y no
sólo a nivel corporal, sino también a nivel
emocional, energético e intelectual.
La práctica regular del ejercicio produce cambios positivos en el estilo de vida de la persona, y mejora de manera significativa la **calidad
de vida.**

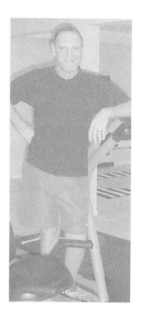

Excusas y más excusas

Cierto es, también, que encotramos infinidad de excusas
para no hacer ejercicios físicos. Por lo general, se argu-
mentan razones como las que siguen:
·**'Tengo una enfermedad.'** Sabemos que el ejercicio mejora el colesterol alto, la diabetes y muchas más enfermedades. Pero es necesario un control con su médico primario.
Consúltelo antes de comenzar. Él puede indicarle qué actividad física es más adecuada para usted.

·'**No dispongo de tiempo.**' ¿Acaso no puede regalarse treinta minutos tres veces por semana?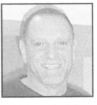
·'**Me canso enseguida.**' Eso se debe a que su organismo está necesitando con urgencia moverse. A medida que avance en la actividad que elija comprobará que se adquiere rápidamente vigor y agilidad.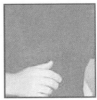
·'**No me gusta hacer deporte.**' ¿Quién dijo que ejercitarse es hacer deporte? Ese tiempo puede ser una actividad divertida y familiar.
·'**Ya no tengo edad para esas cosas.**' Hay ejercicios adecuados para todas las edades. Es maravilloso ver las ventajas que produce en nuestros mayores: mejora su movilidad, su autoconfianza, les brinda independencia y aleja las enfermedades.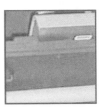
·'**Me aburro.**' ¿Le parece que bailar, por ejemplo, al compás de su música favorita puede ser aburrido? Otra idea: busque compañeros que lo acompañen. Resultará agradable y estimulante. Compartirá momentos muy alegres.
·'**Los lugares donde podría ejercitarme están lejos de casa.**' Cualquier espacio es propicio. Hasta su propia casa. No es necesario que asista a un gimnasio.

¿Por qué debo ejercitarme?
La lista de los beneficios que la actividad le brinda es tan larga que necesitaríamos un libro aparte. Pero le cuento las diez razones más destacadas:

– Brinda energía y capacidad de trabajo.
– Fortalece el corazón.
– Da confianza en sí mismo.
– Libera del estrés y de los pensamientos desagradables.
– Mejora la relajación y el sueño.
– Quema calorías.
– Oxigena todo el cuerpo.
– Regulariza la digestión y el estreñimiento.
– Provoca deseos de alimentarse sanamente.
– Optimiza la capacidad pulmonar.
– Y una más... Brinda sensación de estar realmente bien.

¡Comencemos!

Si no está acostumbrado, debe empezar despacio pero con constancia. Comience diciéndole adiós al ascensor. Siempre que le sea posible suba y baje por las escaleras. Utilice menos el automóvil. Si vive muy lejos del trabajo aparque a unas calles de distancia para caminar. O bien, si usa transporte público, bájese una o dos paradas antes. Cualquier pretexto es bueno para moverse.
Cuando regrese a su hogar cambie el sillón y la televisión por una caminata con su familia. O bien ponga música y baile.
Según investigaciones realizadas en la Universidad de Indiana, veinte minutos de ejercicio ligero disminuyen la ansiedad. ¡No es poca cosa! ¿No le parece?

Consejos

Use ropa holgada de algodón y calzado deportivo de calidad. Recuerde beber agua antes, durante y después del ejercicio físico. La sed no es un indicador del grado de deshidratación. Es mejor ejercitarse antes de comer o dos horas después. Si aparece cansancio hay que disminuir el ritmo. ¡No se agote! Siempre es más divertido estar acompañado. Y si es un miembro de su familia, puede resultar un excelente momento para el diálogo. Al terminar tome una refrescante ducha. Aproveche para masajear su cuerpo con una esponja suave y su jabón preferido. ¡Qué placer!

¿Qué deporte puedo hacer?

Los deportes de menos riesgo son la marcha, la natación, el ciclismo y el baile. Los grupales en equipo son muy recomendables para compartir y disfrutar del aire libre.

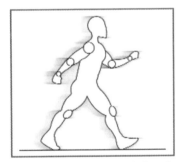

Es importante el movimieto de los brazos al caminar.

¿Pueden realizar ejercicios físicos las mujeres embarazadas?

No sólo pueden, sino que deben hacerlo, siempre con el control de su médico obstetra. Proporcionará a la embarazada una mejor condición física general que le permitirá controlar el sobrepeso, optimizar su estado cardiovascular y llegar al parto con menos riesgos.

Un problema común en las mujeres embarazadas son las molestias digestivas y el estreñimiento, la ansiedad y el insomnio. Todo esto se mejora en forma considerable con la actividad física.

La marcha

Caminar es una actividad natural para el cuerpo humano: sin embargo, puede que pase toda una semana sin hacerlo. Es un ejercicio muy seguro y simple para cualquier edad y accesible en cualquier estado, como en el embarazo. Es económico, puesto que no requiere más que unas buenas zapatillas de *running*.

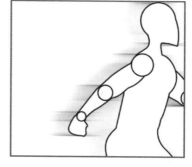

Es muy conveniente para personas que tienen un horario muy ocupado, pues se puede realizar a cualquier hora: por la mañana es excelente porque ayuda a empezar el día con vigor. Por la noche es ideal para relajar las tensiones de la jornada. Cualquier momento es bueno, pero es aconsejable no elegir horas muy calurosas o muy frías.

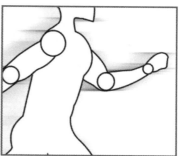

El lugar puede ser un parque o las calles del barrio. Cuando el clima es extremo, como en un crudo invierno, se puede andar en los pasillos o en espacios abiertos de zonas comerciales o bien colocar un andador

El sedentarismo es una de las causas de aparición y desarrollo de las enfermedades crónicas más frecuentes.

mecánico en su casa (se consiguen a buen precio de segunda mano).

¿Sabía que provee los mismos beneficios cardiovasculares que correr? Sólo tiene que salir a dar un paseo, como mínimo, tres días a la semana. Comience marchando lo que pueda y vaya aumentando paulatinamente. La intensidad es entre moderada y vigorosa, es decir, a velocidad superior a un ritmo de marcha convencional. Puede empezar con quince minutos e ir añadiendo cinco minutos más a medida que se sienta cómodo, hasta llegar a 45 minutos. No exceda ese tiempo.

Se demostró que con dos periodos de quince minutos de marcha obtiene el mismo beneficio que uno de treinta minutos, así que distribúyalo a su conveniencia. Pero tenga en cuenta que debe tener constancia. Es preferible caminar más y de manera más suave que poco y a toda velocidad. Le aseguro que puede mantener alejadas muchas enfermedades y se sentirá espléndido. ¿Es bueno para los que ya están enfermos? Claro que sí, siempre 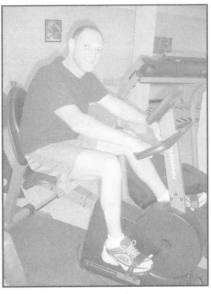 con el asesoramiento del médico. Las conclusiones a las que han llegado las investigaciones a este respecto son muy alentadoras.

Bailar

Hoy en día muchas personas han olvidado la relación con su cuerpo, debido a las intensas exigencias de la vida. Danzar es una buena opción. Y si lo hacemos mientras escuchamos música vamos a obtener una cuota extra de energía.

Le propongo hacer una prueba: coloque la música que más le guste y comience a mover su cuerpo al compás de ella. Déjese llevar por la melodía y baile. Verá que en pocos minutos comenzará a sentir los resultados: **alegría y bienestar.**

Cualquier momento es propicio. Puede hacerlo solo o con amigos, o ¿qué mejor que compartir con familiares esta actividad que nos llena de energía?

No se trata de danzar a partir de coreografías preestablecidas, sino sólo moverse libremente con ese ritmo que tiene dentro de sí. No hay quien 'baila bien' y quien 'baila mal': todos podemos hacerlo. Encuentre su propia forma. No importa la edad que tenga. Siempre debe dosificar la intensidad y el tiempo según sus propias posibilidades.

Vivimos demasiado tensionados y muy racionalmente, disociando nuestro cuerpo de nuestra mente. La danza desarrolla armonía y nos permite distendernos.

Somos una unidad entre cuerpo, mente y alma. Estas partes están interrelacionadas. Por eso, a través del cuerpo y su expresión, la danza, podemos influenciar también las otras áreas. Modifica nuestro ánimo. Sencillamente es una terapia excelente.

Bailar tiene un importante papel en el mantenimiento integral de nuestra salud.

Bailar es salud ¡Atrévase a bailar en su casa con su familia!

Natación

La natación es uno de los mejores ejercicios aeróbicos si se realiza durante veinte minutos seguidos manteniendo un
ritmo y velocidad constantes. Se ejercitan
todos los músculos del cuerpo, incluso
aquellos que habitualmente no trabajan.

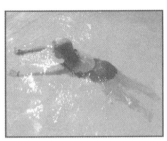

La sensación de ingravidez que provoca
el estar sumergido en el agua aporta propiedades relajantes incomparables. Es
uno de los mejores métodos para deses-
tresarse. La gran ventaja de esta actividad es que las articulaciones y los músculos se mueven sin tener que soportar
peso, por lo que el riesgo de lesión o
daño es mínimo. Por lo tanto, es ideal

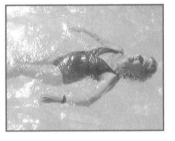

para personas mayores, o con problemas
articulares, mujeres embarazadas o personas con sobrepeso.
Mejora la postura corporal, la capacidad
pulmonar y el funcionamiento de nuestro
corazón. Se pueden rehabilitar y corregir
gran número de patologías del aparato
locomotor y cardiocirculatorio.

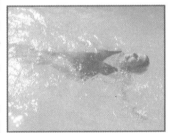

Puede practicarla solo, con amigos o
familiares, en invierno o en verano, al
aire libre o en estadios cerrados y a cual-

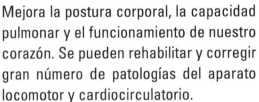

quier edad.

Comience sólo jugando y sintiendo el disfrute de estar sumergido en el agua. Lentamente empiece a nadar y a medida que va venciendo el cansancio aumente el tiempo. Todos los estilos aportan beneficios.

Gimnasia suave y relajación

Para lograr ser flexible y fuerte, le propongo una secuencia de gimnasia muy suave que hace cambiar a cualquier persona, a cualquier edad. Aunque le parezcan muy sencillos, aportan un beneficio sin límite. Está basado en un programa propuesto por Lois Steinberg, que ha enseñado este método durante veinte años. Es muy importante que usted realice toda la secuencia, que le llevará quince minutos, y luego dedique otros quince minutos para un verdadero relax, que lo dejará liviano como una hoja al viento. Prepare cuatro frazadas o toallones y comencemos. Le mostraré paso a paso.

Programa de ejercicios

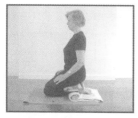

Posición arrodillada
Arrodíllese sobre una alfombra con sus pies y rodillas juntas.
Siéntese sobre sus talones y coloque una manta enrollada entre sus tobillos y el piso, y otra debajo de su cola. Coloque tantas mantas como sean necesarias para sentirse cómodo.

Descanse sus manos sobre sus muslos, con los dedos abiertos.
Mantenga su torso arriba, baje sus hombros relajadamente y expanda el pecho sin contraer el abdomen. Respire tranquilo por la nariz. Permanezca en esta posición durante seis respiraciones aproximadamente.

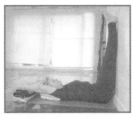
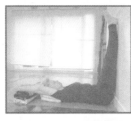
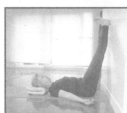

Posición piernas hacia arriba

Sobre una manta, acuéstese boca arriba, con las piernas en alto apoyadas en la pared y los pies juntos. Lleve sus talones hacia el cielo
No es necesario que su cola toque la pared. Es más importante que sus rodillas estén extendidas .
Extienda sus brazos detrás de su cabeza con las palmas hacia arriba. Si sus brazos no llegan al piso coloque tantas mantas como sean necesarias para sentirse sostenido. Relájese y respire tranquilamente por la nariz y permanezca alrededor de seis respiraciones .
Luego de este ejercicio relaje sus brazos a los costados del cuerpo con las palmas arriba. Cierre los ojos y respire tranquilamente, con las rodillas estiradas.

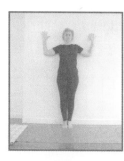

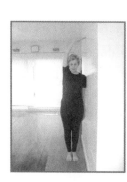

Brazos en alto.

Párese con la espalda apoyada en la pared. Coloque los pies paralelos con los dedos bien abiertos a un centímetro de la pared.

Levante sus brazos y apoye la parte posterior sobre la pared, con los codos doblados.

Estire bien las piernas. Mantenga los hombros bajos. Afloje el cuello.

Estire los brazos hacia arriba, sin despegar las manos de la pared. Si no logra alcanzar la pared puede doblar las rodillas. Recuerde no arquear la cintura.

Estírese hacia arriba y trate de tener la mayor parte del cuerpo en contacto con la pared. Respire suavemente seis veces por la nariz.

Estirando brazos arriba

Párese derecho con los brazos a los lados del cuerpo y toque con el hombro derecho la pared. Coloque los pies en forma paralela. Mantenga sus rodillas estiradas, pecho abierto y hombros abajo. Relaje los músculos de la cara.

Levante su brazo izquierdo estirado y toque la pared con la palma de la mano. Estire bien el codo. Baje el hombro que tiene contra la pared.

Respire relajadamente y mantenga esta posición durante seis respiraciones. Baje el brazo y respire al otro lado. Haga este ejercicio tres veces de cada lado.

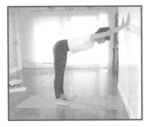

Estiramiento

Con los pies separados, párese mirando hacia la pared. Ponga las palmas de la mano sobre la pared a la altura de los hombros. Separe sus brazos y deje la misma distancia que de un hombro a otro. Abra bien los dedos de las manos. Apoye las manos en la pared y aléjese de ella hasta que su tronco quede paralelo al piso con sus brazos extendidos.

Coloque los pies paralelos a la altura de la cadera.

Estire la cabeza siguiendo la línea de su espalda. Si su espalda se redondea suba las manos más arriba en la pared. Respire por la nariz tranquilamente.

LO QUE NO DEBE HACER.

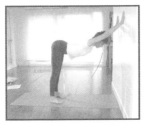

No debe arquear la cintura. Tenga la imagen en su mente como si fuese una mesa.

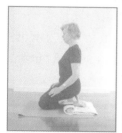 Posición sentado

Siéntese sobre una manta. Estire las piernas hacia delante y mantenga su espalda recta.

Sostenga con firmeza un cinturón o una corbata con sus manos, rodeando las plantas de sus pies juntos. Si es necesario, para mantener su espalda derecha, coloque una o dos mantas dobladas debajo de la cola. Respire por la nariz y mantenga la posición unos segundos.

Relajación

Relajación no implica recostarse y dormirse. Es soltar las 'amarras del cuerpo' en forma consciente. Lo llevará a un estado entre el sueño y la vigilia que le permitirá sentirse fresco como después de una buena noche de descanso. ¡Y sólo le tomará unos quince minutos!

Le voy a proponer dos tipos de relajación. La primera es la que debe realizar después de terminar la rutina que les acabo de detallar. Es absolutamente necesario realizarla después de estos ejercicios, para relajar los músculos que ha trabajado.

La segunda puede llevarla a cabo en cualquier momento sin necesidad de pasar por el programa de movimientos.

A tener en cuenta:
Tiempo: decida no ser interrumpido. No atienda el teléfono. Dígale a su familia que se va a tomar un rato para usted. Dígase a sí mismo como una afirmación: 'Voy a relajarme'.
Lugar: es conveniente que esté en semipenumbra y en un lugar donde no sienta frío ni calor.
Abrigo: cuando se realiza una relajación la temperatura del cuerpo baja. Así que es probable que necesite más abrigo. Tenga una manta extra a mano. También es conveniente usar medias de algodón.

Relajación para concluir el programa de ejercicios

Material necesario:
2 mantas
3 o 4 toallones

– Coloque en el piso una o dos mantas para que no le resulte demasiado duro.
– Con dos toallones haga dos rollos y con la otra dispóngala a modo de almohada.
– Los rollos deben estar ubicados a la altura de su cintura en forma de cruz.
– Para una posición más descansada puede incorporar otro rollo debajo de las rodillas. Haga todos los movimientos necesarios hasta llegar a una postura realmente cómoda.
– Puede llegar a necesitar en las primeras relajaciones más altura debajo de las rodillas.

Comencemos:

– Recuéstese lentamente boca arriba. Deje los brazos a los lados con las palmas hacia el techo.
– Comience a respirar por la nariz: aspire y expire.
– Cierre los ojos y manténgalos así. Si lo prefiere puede fabricarse una bolsita rellena de mijo para taparse los ojos.
– Ahora ya está listo para aflojar todos sus músculos y dejarse llevar.
– Comience relajando los músculos del cuero cabelludo.
– Relaje el rostro: frente, entrecejo, ojos, boca.
– Continúe con el cuello y los hombros.
– Afloje brazos y manos. Siga respirando.
– Luego piernas y pies.
– Mande descanso al pecho y al abdomen. Siga respirando.
– Sienta el peso de su cuerpo sobre el suelo.
– Sus pensamientos irán aquietándose. La sensación es indescriptible. Hay que experimentarla.
– Luego de unos minutos, antes de mover su cuerpo, externalice sus sentidos. Empezará a escuchar los sonidos del entorno, abra lentamente los ojos, huela los aromas del aire.
– Sólo entonces gire acostado lentamente hacia la derecha y con cuidado puede incorporarse. Le aseguro que es fantástico.

Relajación para realizar sin el programa de movimientos

Este método lo utiliza en sus clases mi tía Sara Barnatan de Duek, profesora de yoga.

Material necesario:
3 mantas
1 toallón
1 par de medias de algodón

– Coloque dos mantas en el suelo y deje la otra a mano por si siente frío.
– Haga dos bollitos con las medias, como si fuesen dos pelotitas.
– Si tiene posibilidad párese ante un espejo antes de comenzar y memorice su cuerpo.
– Acuéstese sobre las mantas con una toalla como almohada y los dos bollitos debajo de sus tobillos. Si se siente más cómodo coloque un rollo realizado con un toallón debajo de las rodillas.
– Cierre los ojos. Respire por la nariz
– Dígase a sí mismo para sus adentros: 'Ahora comienzo por los tobillos'. Sienta el peso de su pie sobre el bollito. Mueva el pie, rodeando el talón lentamente hacia un lado y hacia otro, dos o tres veces.
– RESPIRE.
– Relaje los dedos de los pies y los pies.
– Vaya recorriendo su cuerpo hacia arriba: relaje las pantorrillas y las rodillas.
– RESPIRE.
– Afloje los muslos y la pelvis.
– Sienta la cintura, el apoyo de la espalda en el suelo.
– RESPIRE.
– Suelte los dedos, las manos, antebrazo y brazo.
– Relaje los hombros y el cuello.
– RESPIRE.
– Cuando llegue a la cara, le va a dar atención especial:
    a) Comience con el mentón.

b) Rodee la mandíbula hasta los ojos- RESPIRE.

c) Afloje la boca y coloque la lengua blanda
   entre los dientes.

d) Sienta sus orejas- RESPIRE.

e) Relaje la frente, el entrecejo y las cejas.

f) Sienta cómo sus ojos se aquietan. RESPIRE.

g) Ahora la nariz y las mejillas.

Permanezca un rato sintiendo la tranquilidad en su cuerpo y mente. Antes de salir de la relajación colóquese sobre el costado derecho.

Una vez que usted se familiarice con esta técnica la podrá aplicar en cualquier lugar o situación. Por ejemplo, puede estar en el trabajo y tomarse un minuto para cerrar los ojos y evocar la sensación de bienestar de esta práctica.

'Hay siempre un nuevo horizonte para quienes miran mas allá.'

R.L. Stenenson

UN RELATO SOBRE ESTA GRAVE ENFERMEDAD

Hace poco tiempo, una mujer me con-
sultó por el problema que aquejaba a su
a su marido. Aquí expondré parte del
relato de esa mujer preocupada por su
marido.

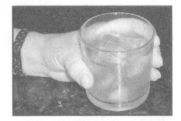

'Como todos nosotros, él tomaba un poco de vino en las comidas, ni
siquiera en todas las comidas. Un vaso en la cena y un poco más los
fines de semana. Es más, si no recuerdo mal, hasta los 20 años no
tomaba ni una gota de alcohol, ya que no le gustaba. Cuando salíamos a cenar o a bailar todos se reían de su infaltable gaseosa.
Carlos decía que cenar con bebidas sin alcohol le arruinaba el verdadero gusto a las comidas. Esta presión grupal fue lo que lo llevó
a probar, pero siempre bebía poco y de vez en cuando.'

**El alcohol es una droga socialmente aceptada. La presión grupal
lo llevó a convertirse en un bebedor social.**

'Después de un tiempo, la bebida se convirtió en su manera de disminuir cualquier tensión, de aliviar toda angustia. Y angustias no le
faltaron nunca. No porque su vida haya sido más dura que la del

resto, sino porque todo resultaba difícil frente a su inseguridad. Él me comentó que en el colegio se ponía muy nervioso antes de cualquier examen y terminó el último año de estudios a fuerza de tranquilizantes que aliviaban sus llantos inmotivados.'

La intolerancia a la angustia y la adicción a otras sustancias son características frecuentes en los alcohólicos.

'Cuando tenia 25 años consiguió un buen empleo. Ganaba bastante dinero y su trabajo era formidable. Tan así era que rápidamente se convirtió en la mano derecha de su jefe. Él seguía bebiendo, cada vez con más frecuencia, pero esto no afectaba su rendimiento laboral. Ya estaba de novio conmigo, hacíamos una buena pareja. Salíamos de noche a menudo y yo solía quejarme porque él bebía demasiado. Cada copa que tomaba, en lugar de saciarlo sólo le daba más ganas de seguir tomando. A pesar de sus excesos pocas veces estuvo borracho. Nadie de su entorno hubiese sospechado que estaba hundiéndose cada vez más en esta grave enfermedad que es el alcoholismo. Nadie notó, tampoco, su mal humor cuando estaba sobrio ni que solamente lograba divertirte con algún trago de por medio.'

Áreas exitosas de la vida que no son afectadas en un primer momento por el consumo de alcohol. Alteraciones del humor en relación con la ingesta y negación del problema. La tolerancia desarrollada impide la borrachera con pérdida del control.

'Todo parecía marchar viento en popa. Al menos eso era lo que contaba. Pero unos años más tarde lo descendieron en el trabajo a causa de su rendimiento cada vez peor, ya no era el hombre brillante que yo había conocido. Su desaliño era terrible, parecía sucio

y descuidado. Las peleas conmigo eran cada vez más frecuentes, yo le echaba la culpa al alcohol de todo lo que le pasaba. Obviamente no lo aceptaba y creía que todos estaban en su contra. Nuestra relación se convirtió en un caos total y en ese momento fue cuando comenzó su caída más brusca. Tomaba sin control, casi siempre estaba borracho y solía pelearse con todo el mundo.'

Fase de alteraciones en el ámbito social y laboral.
Recurre al alcohol como compañero 'no abandonante'.

'Después perdió definitivamente su puesto de trabajo, ya le era imposible concentrarse en las tareas que le asignaban. No tenía ninguna entrada de dinero y le quitaba dinero de la billetera a su madre o a mí. Su familia no quería que nadie se enterara de su problema, era como una especie de confabulación familiar. La relación con él era un infierno y su madre terminó por decirle que ya no era su hijo. Su vida era realmente un desastre.'

Robos y mentiras para poder conseguir alcohol.
Negación familiar de la enfermedad por temor al rechazo social.

'Tengo una idea de cuál será su futuro si no lo cambiamos a tiempo. Voy a contárselo: él puede pasar el resto de su vida sin hacer otra cosa que beber, perdiendo el respeto por él mismo y por todos los demás. Tendrá dificultad para hablar, su memoria será cada vez más fugaz y le será difícil realizar hasta los movimientos más simples debido al temblor que sufrirá. Podrá tener alucinaciones que atormentarán su vida, y sus pensamientos estarán cada día más distorsionados. También se afectarán mucho sus órganos, princi-

palmente el hígado, y esto lo llevará a sufrir serias enfermedades.'

El alcoholismo genera un deterioro total físico y mental.

EL ALCOHOL ES VENENO

El alcohol es la sustancia tóxica más consumida en el mundo. Se encuentra en distintas graduaciones en cervezas, vinos, whiskys, licores, champañas. Sus efectos placenteros, en un primer momento, contrastan con sus devasta- 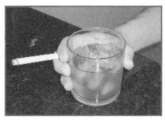 doras consecuencias a mediano y largo plazo.

El hígado es el órgano más afectado por la toxicidad del alcohol. Los daños que en él produce pueden conducir, con el tiempo, a una enfermedad llamada cirrosis hepática. Consiste en el reemplazo del tejido funcional por un tejido fibroso sin función alguna. Una persona en esta situación sufrirá con el correr del tiempo infecciones graves, hemorragias, demencia, temblores y otras alteraciones de la salud. Si bien el consumo de alcohol no implica necesariamente el padecimiento de esta enfermedad, el riesgo de desarrollarla está directamente relacionado con la cantidad ingerida durante la vida. Aunque no todos los bebedores desarrollan plenamente esta enfermedad, las personas no afectadas igual sufrirán daños orgánicos proporcionales a la cantidad de alcohol ingerido. Según su magnitud, el daño recibe distintos nombres como hepatitis alcohólica o el hígado graso del alcohólico.

Las mujeres son más susceptibles a los daños producidos por el alcohol, por tener un hígado más vulnerable; esto significa que una misma cantidad de alcohol produce lesiones más importantes en ellas que en los hombres. **En conclusión, todos los consumidores crónicos están destinados a padecer lesiones en el hígado que van desde la leve y reversible hepatitis alcohólica hasta una enfermedad irreversible y gravísima: la cirrosis hepática. Las mujeres son mucho más susceptibles a los efectos deletéreos del alcohol.**

Las proteínas ingeridas con la dieta normalmente se descomponen en aminas y amoníaco. Estas sustancias necesitan ser modificadas en el hígado para ser eliminadas del cuerpo a través de la orina. En este sentido, el hígado funciona como un embolsador de basura y el riñón como el recolector que desecha las bolsas por la orina. El hígado dañado no puede realizar esta tarea y los desechos metabólicos se acumulan en el cuerpo. Las aminas y el amoníaco no eliminados producen lesiones en el cerebro y en el resto del sistema nervioso. Esto es lo que origina los trastornos nerviosos de los alcohólicos como son el temblor, la demencia y las alteraciones en la memoria. El consumo de alcohol también produce irritación de todo el tubo digestivo. En el estómago recibe el nombre de gastritis y es causante de dolores en el abdomen, náuseas, vómitos, acidez y malestar luego de las comidas. En el intestino, la acción corrosiva acarrea múltiples desórdenes, tales como la disminución de la absorción de tiamina y ácido fólico. La tiamina es una vitamina del complejo B, esencial para el correcto funcionamiento del sistema nervioso. El ácido fólico es necesario para la producción de células rojas de la sangre (eritrocitos), por lo cual su déficit genera anemia.

El páncreas es otro órgano dañado en los alcohólicos. Éste se encarga de producir hormonas y enzimas digestivas. Las hormonas más importantes son la insulina y el glucagon. Cumplen la tarea de regular el nivel de glucosa en la sangre, combustible por excelencia

de todas las células del cuerpo. Las enzimas digestivas son fundamentales para la asimilación de los nutrientes. Nuestros intestinos
no están preparados para absorber los alimentos de la manera en
que los ingerimos. Es tarea de estas sustancias fraccionar los
nutrientes de la dieta en elementos más pequeños, aptos para atra-
vesar la pared del tubo digestivo.

Los alcohólicos corren mayor riesgo de sufrir de pancreatitis, y de
esta manera tendrán dificultad para asimilar alimentos. Esto se
manifiesta a través de un estado de desnutrición e importantes diarreas. Los defectos hormonales pueden generar diabetes en personas previamente sanas o agravar la enfermedad en los anteriormente diabéticos.
No menos importante es la acción cancerígena del alcohol. Se ha
demostrado mayor incidencia de cáncer en los bebedores en com-
paración con la población general. No les fue difícil a los estudiosos
del tema llegar a estas conclusiones cuando se encontraron con
que un 90% de los cánceres de hígado se desarrollan en hígados
con cirrosis, y la causa más importante de cirrosis es el alcoholismo. También el riesgo es mayor para tumores de estómago, esófa-
go, garganta, páncreas y mama.

Además, el alcohol es causante de otros trastornos como la impo-
tencia sexual, la esterilidad, daños fetales en mujeres embarazadas, alteraciones cardíacas, hemorragias cerebrales y litiasis (pie-
dras) en la vesícula biliar.

Todos conocemos al típico bebedor, generalmente son personas
con una panza importante. Esto puede llevar a la falsa creencia de
que gozan de un buen estado. Pero, en realidad, los bebedores crónicos suelen sufrir una forma especial de desnutrición con defi-

ciencia de múltiples vitaminas y minerales. Un gramo de alcohol equivale a siete calorías y una copa entre 100 y 150 calorías. Desgraciadamente el alcohol carece de nutrientes tales como carbohidratos, proteínas, grasas, minerales y vitaminas. Por ello son denominadas 'calorías vacías': engordan sin alimentar. Los nutrientes que suelen agotarse incluyen las vitaminas B, B2, B6, B12, C, el magnesio, el ácido fólico, el cinc, el potasio y el calcio.

Para ejemplificar mejor la escasa alimentación que nos aporta el alcohol y las muchas calorías veamos el siguiente cuadro:

Alcoholismo significa adicción al alcohol, es una seria enferme-

Cantidad	Calidad	Calorías
3,55 dl	Cerveza	150
1,00 dl	Vino	90
0,44 dl	Whisky	97
0,44 dl	Vodka	97
0,44 dl	Ron	97

dad en la que es muy fácil entrar y muy difícil salir. Esto es así por la tolerancia y la dependencia que el cuerpo desarrolla al alcohol. La tolerancia consiste en la necesidad de ingerir cada vez más bebida para obtener un efecto similar. La dependencia significa que el cuerpo necesita del alcohol para no sufrir síntomas de abstinencia como náuseas, vómitos, alucinaciones, sudoración, entre otros. Estos dos fenómenos son los responsables de que los bebedores tomen más y más alcohol, incluso hasta en horas tempranas de la mañana. También pueden llegar a cometer robos o mentiras para poder comprarlo. Ineludiblemente el alcohólico termina por descuidar los valores más importantes de la vida, la familia, los amigos y la salud.

Alejarse del alcohol no es una cuestión fácil. La voluntad muchas veces es superada por el impulso o por el temor de sentirse afuera de ciertos círculos sociales. Siempre es conveniente recurrir a profesionales y grupos de ayuda para lograr con éxito el objetivo, y de esta manera evitar frustraciones y gozar de una nueva vida más saludable y equilibrada.

No cabe ninguna duda de que tomar alcohol para huir de los problemas no es una salida, sino la entrada a uno mayor.

CAÍDA HACIA EL INFIERNO

- Beber para divertirse.

   - Beber para aumentar la confianza
    en uno mismo y huir de los problemas.

      - Consumir más alcohol para
       obtener el mismo resultado.

         - Llegar al estado de
          ebriedad olvidando lo dicho o hecho.

            - Esconderse para beber.

              - Terribles malestares que
               mejoran con otra copa.

                - Perder el apetito.

                  - Graves problemas
                   en casa y en el trabajo.

                     - Alucinaciones y
                      temblores permanentes.

                     -Imposibilidad de
                      dejar de beber.

                        - **Muerte.**

¿Qué puede hacer?

Busque ayuda hoy mismo. Acérquese a Alcohólicos Anónimos. Ellos hacen una excelente tarea desde hace muchos años. En Al-Anón. los familiares y amigos de alcohólicos encontrarán apoyo y ayuda. Sólo se debe tomar el directorio telefónico y buscar el que está más cerca de su casa. Existen grupos en casi todos los lugares, ya que el flagelo del alcohol es devastador.

* Visite a su medico de familia para que le realice un chequeo completo.

* Deje de reunirse con personas que pueden inducirlo a beber.

* No beba ninguna bebida que contenga alcohol. Absolutamente nada. Sólo un sorbo puede desencadenar una catástrofe.

* Siga el programa de alimentación de este libro, agregando muchas frutas y vegetales crudos, legumbres y granos enteros.

* Realice todos los días el programa de ejercicios indicado en este libro, y déle mucha importancia a la etapa de relajación. Le será muy útil para evitar el estrés.

* Todos sabemos que no es nada fácil. Pida ayuda siempre que lo necesite. No se quede solo.

* Comience esa actividad o deporte que siempre quiso hacer y fue postergando.

* Recuerde que es un camino que tiene que transitar paso a paso. En Alcohólicos Anónimos dicen: 'sólo por hoy'. Una meta que debe proponerse todos los días.

> *'Una comida casera es infinitamente mejor que aquella que compramos lista. Porque además de sus ingredientes sanos y frescos, le agregamos lo más importante: amor.'* Mirta Armoza

UN REFUGIO PARA EL AMOR: LA COCINA

Los mejores recuerdos de mi infancia y de mi juventud están ligados a la cocina. Ése era mi lugar preferido para estudiar. Me encantaba el bullicio que producía mamá mientras preparaba exquisiteces para nuestra familia muy numerosa. Los olores que desprendían un sinnúmero de ollas y sartenes, y los aromas dulces del horno me transportaban a un lugar idílico.

Tengo que aclararles que mamá preparaba para cada comida dos platos y un postre, y muchas veces éramos más de diez a la mesa. Mis vacaciones transcurrían junto al mar con mi tía Sarita y mis primos. Ella se levantaba muy temprano para organizar diferentes y muy nutritivas viandas que luego compartíamos en la playa. Yo era el encargado de embalarlas. Metía mis dedos en las comidas para probar mientras ella no me veía. ¡Nadie prepara viandas como mi tía!

Estas experiencias me llevaron a amar la cocina. Hoy quiero compartir con ustedes recetas saludables y exquisitas. Todas son sencillísimas. Se preparan en unos minutitos. Son sanas y tienen pocas calorías.

*La Naturaleza pone en nuestras manos toda sus maravillas. Las verduras frescas y de estación son sinónimo de **salud**.*

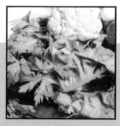
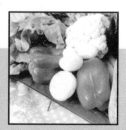

Recuerde que comer bien da energía, protege de las enfermedades e infecciones, ayuda a pensar y mantiene el cuerpo en buenas condiciones.

ENTRADAS

SOPAS

Sopa festín de verduras
6 porciones
Tiempo de elaboración: 15 minutos
Tiempo de cocción: 30 minutos
Calorías por porción: 140

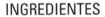

INGREDIENTES
Apio 4 tallos
Zanahoria 3
Calabaza 20 onz o 500 g aproximadamente
Zapallo 20 onz o 500 g
Puerro 2
Perejil un ramito
Cebolla de verdeo 4
Tomate chico 1
Brócoli 1
Elote fresco 4

PREPARACIÓN
Pique toda la verdura, desgrane el elote y coloque en una cacerola con agua. Ésta debe cubrir holgadamente las verduras. Ponga a cocinar a temperatura media hasta que estén bien tiernas. Agregue

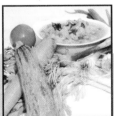
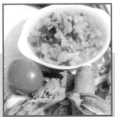

*Sopa
festín de verduras*

sal al finalizar la preparación.

En mi casa preparamos una olla grande para toda la semana. La mantenemos en el refrigerador bien cerrada, a medida que retiramos las porciones que consumimos. Le aseguro que los días posteriores a su cocción sabe más rica.

Avenutre
Calorías por porción: 245

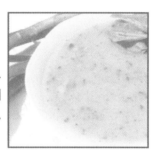

Esta sopa se prepara con todos los ingredientes de la sopa Festín de Verdura más el agregado de medio pollo sin piel y sin grasa.

Sopa de tomates
4 porciones
Tiempo de elaboración: 20 minutos
Tiempo de cocción: 20 minutos
Calorías por porción: 45

INGREDIENTES
Tomates 4
Cebolla 1
Caldo de verduras 4 tazas
Sal, pimienta y orégano seco

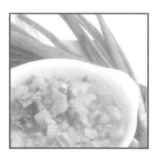

PREPARACIÓN
Coloque en una cacerola con agua varias verduras y hiérvalas para preparar un caldo de verdura. Por ejemplo, un elote, un trozo de zapallo, unas ramitas de apio y perejil, puerro, cebolla. Cocínelas en trozos grandes para después consumirlas. Reserve el caldo. Aparte,

hierva dos minutos los tomates enteros, páselos por agua fría, péle-los y sáqueles las semillas.

Pique una cebolla y cocínela a temperatura baja en una sartén con dos cucharadas de agua durante cinco minutos. Notará que se ablanda. Licue junto con los tomates y un poco de caldo. Vierta todo en una cacerola y agregue tres tazas más de caldo. Hierva cinco minutos. Una vez lista, sazone con sal, pimienta negra recién moli-da y un poquito de orégano. Se puede comer fría o caliente.

Gazpacho (sopa fría)
4 porciones
Tiempo de elaboración: 15 minutos
Calorías por porción: 40

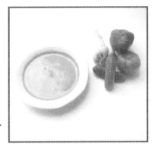

INGREDIENTES
Tomates maduros 20 onz. o 500 g aproxima-
damente
Dientes de ajo 2
Pepino 1
Pimiento morrón verde 1
Sal

PREPARACIÓN
Durante dos minutos, hierva los tomates enteros, páselos por agua fría y pélelos. Colóquelos en una procesadora junto con el pepino pelado, el jitomate y el ajo, todo picado. Agregue sal. Una vez tritu-rado, añada agua bien fría hasta que tenga la consistencia de una sopa crema. Mantenga en el refrigerador. Especial para los días de calor.

ADEREZOS PARA ENSALADAS

Mayonesa de calabaza
Tiempo de elaboración: 5 minutos
Tiempo de cocción: 20 minutos
Calorías por cucharada grande bien colmada: 40

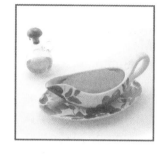

INGREDIENTES
Calabaza mediana cocinada al vapor 1
Aceite de oliva extra virgen 3 cucharadas
Sal o sal marina, un toque de jengibre fresco rallado (opcional)

PREPARACIÓN
Cocine la calabaza con cáscara al vapor o al microondas. Si utiliza este último método recuerde que debe realizar unos cortes a la calabaza y colocarla durante veinte minutos al máximo. Haga un puré con la calabaza e incorpore el resto de los ingredientes. Si prefiere una consistencia más liviana puede agregar un poquito de agua. Esta mayonesa es ideal para acompañar carnes, aves o pescados.

Aderezo de yogur
Tiempo de elaboración: 5 minutos
Calorías totales: 70

INGREDIENTES
Yogur natural descremado sin azúcar 1
Ralladura de limón bien finita 1 cucharita

Sal a gusto

PREPARACIÓN
Mezcle y reserve en un recipiente de vidrio en la heladera hasta el momento de consumir. Muy refrescante para salsear ensaladas.

Vinagreta
Tiempo de elaboración: 5 minutos
Calorías por cucharada grande: 60

INGREDIENTES
Aceite de oliva 1/4 taza
Vinagre de sidra 1/4 taza
Sal a gusto

PREPARACIÓN
Coloque en un bol el vinagre y la sal, y mezcle con un batidor. Luego agregue despacio y bata el aceite. Así logrará una emulsión.

ENSALADAS

Ensalada frutal
4 porciones
Tiempo de elaboración: 15 minutos
Calorías por porción: 225

INGREDIENTES
Zanahorias 3
Manzanas verdes 2

Melocotón 3
Tallos de apio 4 ramitas
Medio limón
Almendras tostadas 1/2 taza
Aderezo de yogur: 1 taza de yogur descremado natural sin azúcar, ralladura de cáscara de limón, una pizca de sal.

PREPARACIÓN
Pique el apio, ralle las manzanas y las zanahorias y corte en rodajitas los melocotones. Rocíe todo esto con limón: Agregue sal y pimienta. Distribuya en un plato de servir y añada las almendras (4 por persona). Es delicioso acompañado de aderezo de yogur.

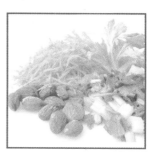

Ensalada todo verde
Tiempo de elaboración: 15 minutos
Calorías por porción: 250

INGREDIENTES
Diferentes lechugas
Rúcula
Hojitas tiernas de espinaca
Berros
Semilla de ajonjolí
Aderezo: ver vinagreta

PREPARACIÓN
Lave las verduras de hoja con abundante agua y quite el excedente de líquido. Disponga en una ensaladera. Mezcle bien todos los ingredientes con cuatro cucharadas de aderezo.

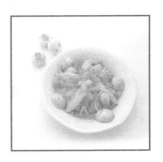

Ensalada rico pavo
4 porciones
Tiempo de elaboración: 15 minutos
Tiempo de cocción: 20 minutos
Calorías por porción: 175

INGREDIENTES
Pechuga de pavo hervida o asada 10 onz
o 300 g aproximadamente
Lechuga 1 planta
Champiñones frescos 2 tazas
Tomates 3 unidades

PREPARACIÓN
Cocine el pavo al horno envuelto en papel metálico o hervido. Deje enfriar y corte en trozos grandes. Lave la lechuga y centrifúguela para quitarle el excedente de agua. Corte con la mano trozos grandes y distribuya en el fondo de una ensaladera. Sobre éstas, coloque el resto de los ingredientes cortados. Aderezar con tres cucharadas de vinagreta.

PLATOS PRINCIPALES

ARROZ INTEGRAL

Arroz juventud
4 porciones

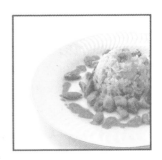

Tiempo de elaboración: 5 minutos
Tiempo de cocción: 20 minutos
Calorías por porción: 360

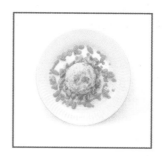

INGREDIENTES
Arroz Integral 1 1/2 taza
Tallos de apio 2 tazas
Champiñones frescos 1 taza
Almendras y nueces
Sal y pimienta negra
Curry suave, 1/2 cucharada
Aceite de oliva extra virgen 3 cucharadas

PREPARACIÓN
Hierva una taza y media de arroz integral con tres o cuatro tazas de agua (algunos arroces necesitan más agua que otros) y se cocina aproximadamente veinte minutos o hasta que esté tierno. Si queda con resto de agua, cuélelo. Añada sal al final.

Aparte, en una sartén de teflón, coloque dos tazas de blanco de apio picado con un cuarto de taza de agua y una pizca de sal y pimienta negra recién molida. Deje cocinar cinco minutos tapado, para que la verdura se tiernice. Agregue una taza de champiñones frescos cortados en rodajitas y continuar cocinando por dos o tres minutos más. Mezclar esta preparación con el arroz hervido 1/4 taza de almendras tostadas y 1/4 taza de nueces.

Servir frío o caliente, coronado de salsa de curry. Esta salsa se prepara simplemente mezclando media cucharada de curry suave, tres cucharadas de aceite de oliva y tres cucharadas de agua.

Arroz fortaleza
4 porciones
Tiempo de elaboración: 15 minutos
Tiempo de cocción: 20 minutos

INGREDIENTES
Arroz integral 1 taza
Cebada o trigo entero 1 taza
Pimiento rojo 1
Cebolla 1
Tomate 4
Sal

PREPARACIÓN
Hierva por separado el arroz y el trigo hasta que estén tiernos. Cuélelos y deje enfriar.
Corte en cuadraditos pequeños todas las verduras y mezcle con la preparación anterior.
Esta ensalada puede aderezarse sólo con sal y jugo de limón.

VERDURAS

Verduras grilladas
2 porciones
Tiempo de preparación: 5 minutos
Tiempo de cocción: 15 minutos
Calorías por porción 240

INGREDIENTES
Zucchini o calabaza tierna 2
Cebolla grande 1
Pimiento morron 2
Tomate 2
Berenjena 2
Aceite de oliva 3 cucharadas
Sal

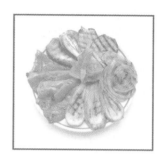

PREPARACIÓN
Lave las verduras, córtelas en rodajas grandes. Los trozos de zucchinis, pimiento morróns y berenjenas séquelas con papel de cocina.
En un bol pequeño coloque el aceite de oliva y la sal. Con un pincel de cocina unte las verduras antes de cocinarlas en una sartén antiadherente caliente. Decorar con unas hojitas de albahaca.
Esta preparación es deliciosa en sandwich de pan integral y una excelente opción para llevar al trabajo.

Tortilla de espinaca
4 porciones
Tiempo de elaboración: 15 minutos
Tiempo de cocción: 15 minutos
Calorías por porción: 100

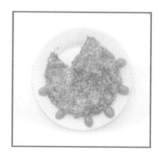

INGREDIENTES
Dos paquetes de espinacas
Cebollas 4
Claras de huevo 5

PREPARACIÓN

Cocine al vapor la espinaca bien lavada. Una vez fría, exprímala para retirar el excedente de líquido y píquela. Puede también usar espinacas congeladas.

En una sartén de teflón colocar las cebollas cortadas en cuadraditos pequeños con tres cucharadas de agua y lleve a temperatura media. Agréguele agua poco a poco a medida que se va evaporando. La cebolla debe cocinarla hasta que esté tierna.

En un platón, bata las cinco claras con sal y pimienta negra. Agregue la cebolla y las espinacas, y mezcle bien.

Caliente otra sartén de teflón y eche toda la preparación. Debe cocinar a temperatura suave unos tres o cuatro minutos. Con cuidado ayúdese con una fuente plana redonda de un diámetro mayor al de la sartén, déle vuelta y dore durante 2 o 3 minutos. Sirva fría o caliente. Es ideal para llevar a la escuela o al trabajo.

Verduras al vapor
2 porciones
Tiempo de elaboración: 5 minutos
Tiempo de cocción: 15 minutos
Calorías por porción abundante: 270

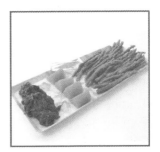

INGREDIENTES

Espinacas frescas 1 paquete
Espárragos 1 paquete
Calabaza 1 pequeña
Hierbas y sal (a gusto)
Aceite de oliva extra virgen 2 cucharadas

Otra opción:
INGREDIENTES
Coliflor chico 1
Papa 1
Calabaza 20 onz o 500 g aproximadamente

PREPARACIÓN
Coloque en la cesta de su vaporera todas las verduras bien lavadas.
Adiciónele al agua que se ubica en la base, hierbas frescas o des-
hidratas y muy poca sal. Perfumará sus verduras. Cocine diez minutos hasta que resulten tiernas pero con consistencia. Retire en una
fuente de mesa y rocíe con dos cucharadas de aceite.

Tarta de calabaza y queso
4 porciones
Tiempo de preparación: 15 minutos
Tiempo de cocción: 20 minutos
Calorías por porción: 260

INGREDIENTES
Calabaza 70 onz o 2 kilos aproximadamente
Queso descremado 10 onz o 250 g aproximadamente
Claras de huevo 4
Sal
Pimienta negra

PREPARACIÓN
Cocine la calabaza al vapor. Una vez tierna haga un puré. Bata ligeramente las claras y mézclelas muy bien con el puré y agréguele sal

y pimienta negra recién molida. En una fuente profunda de horno coloque la mitad de la preparación. Disponga encima una capa de queso y cubra con el resto de la calabaza.

Hornee unos quince minutos a temperatura alta para que el queso se derrita. Acompañe con tortillitas de espinaca y porotos de soja hervidos.

SOYA Y TOFU

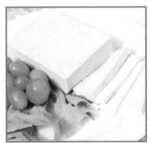

Tofu
INGREDIENTES
8 tazas de leche de soya
1/2 taza de jugo de limón colado o vinagre de sidra

PREPARACIÓN
Caliente en una olla la leche de soya. Incorpore el vinagre antes de que comience a hervir. Bata bien y deje descansar hasta que ésta cuaje. Ponga todo el contenido en una bolsita de lienzo durante una hora. Luego prénselo suavemente para quitar todo el contenido sobrante. Se coloca dentro de un molde mojado, apretándolo. Se reserva en la heladera hasta el momento de consumirlo. Obtendrá 300 gramos de tofu.

Yogur de soya

PREPARACIÓN
Entibie cuatro tazas de leche de soya, retire del fuego y agregue un pote de yogur natural comprado. Revuelva bien con un batidor. Coloque toda la preparación en un envase de vidrio. Tápelo y resér-

velo en un lugar cálido hasta que tome consistencia. Luego llévelo a el refrigerador. Si lo prefiere dulce puede añadir una cucharadita de miel al consumirlo.

Milanesa de tofu
2 porciones
Tiempo de preparación: 15 minutos
Tiempo de cocción: 10 minutos
Calorías por porción: 270

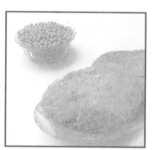

INGREDIENTES
Tofu 10 onz o 200 g aproximadamente
Claras de huevo 2
Salvado de avena 3 cucharadas
Ajo, orégano, perejil seco, pimentón dulce, sal
Guarnición: pepino 1, tomates cherry 1 taza, hojas de lechuga, zanahorias pequeñas, hojitas de albahaca, aceite de oliva una cucharada

PREPARACIÓN
El tofu, por sí solo, no tiene sabor. Por eso es importante condimentarlo bien. Prepare una mezcla con un diente de ajo bien picadito, una pizca de orégano, perejil deshidratado, pimentón dulce y sal. Mezcle bien este adobo con dos o tres cucharadas de agua.
Corte rodajas gruesas de tofu y vierta el adobo sobre ellas o déjelas macerar un rato. Si lo prefiere puede dejarlas toda la noche en la heladera. Luego páselas por las claras batidas con sal y finalmente rebócelas en salvado de avena de ambos lados.
Colóquelas en una fuente de horno antiadherente previamente enmantecada. Cuando estén doradas de un lado con cuidado délas

vuelta. En horno precalentado y a alta temperatura se cocinan en cinco minutos.

Acompañe con rodajas de pepino, tomatitos cherry, hojas de lechuga y zanahorias pequeñas rociadas con una cucharada de aceite de oliva.

El tofu puede usarlo en ensaladas, rellenos, en sandwich, guisos y postres.

Guisito con soya
Porciones 4
Tiempo de elaboración: 15 minutos
Tiempo de cocción: 30 minutos

INGREDIENTES
Porotos de soya cocidos 1/2 taza
Arroz integral 1/2 taza
Cebolla 2
Ajo 1 diente
Zanahoria 2
Tomates maduros 2
Elotes frescos desgranados o elotes tiernos 3 (puede reemplazarlo por medio paquete de choclo congelado)
Salsa de soya 2 cucharadas
Agua: cantidad necesaria

PREPARACIÓN
Cocine el poroto de soya en una olla con abundante agua con sal hasta que esté tierno. Notará que desprende una "piel" que debe retirar al escurrir

En una cacerola coloque el arroz integral crudo, los tomates sin piel, la cebolla y las zanahorias picadas, el diente de ajo finamente picado, y la salsa de soya con agua fría hasta tapar toda la preparación. Luego de cinco minutos desde que empieza a hervir agregar la soya cocida y el elote desgranado. Revise el sabor. Si es necesario agregue más sal. Puede añadir hierbas a gusto.

PASTAS

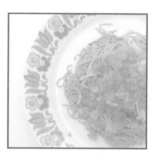

Pasta riqueza
5 porciones
Tiempo de elaboración: 5 minutos
Tiempo de cocción: 20 minutos
Calorías por porción 440

INGREDIENTES
Pasta de verdura 20 onz o 500 g aproximadamente
Tomates frescos 3 unidades
Cebolla 1 grande
Pimiento morrón 2 unidades
Aceite de oliva 3 cucharadas

PREPARACIÓN
Coloque en una cacerola tres litros de agua y hierva con sal y una cucharadita de aceite para que la pasta no se pegue. Eche la pasta y cocine el tiempo que indica el paquete. Cuele y cubra con la verdura cocida.
En una sartén de teflón ponga a cocinar, a temperatura media, la cebolla y el pimiento morrón cortados en cuadraditos pequeños durante seis o siete minutos o hasta que estén tiernos, con tres cucharadas de agua. Agregar el tomate y mantenga dos minutos

más. Revuelva con cuidado para que no se pegue. Una vez retirado del calor agregue el aceite de oliva.

Advertencia: la pasta verde, en muchas ocasiones sólo es pasta común con colorante. Lea la etiqueta del envase para asegurarse que sea pasta preparada con espinacas.

Pizza dietética de mozzarella
8 porciones
Tiempo de elaboración: 18 minutos
Tiempo de cocción: 15 minutos
Calorías por porción: 165

INGREDIENTES
Leche en polvo descremada 8 cucharadas
Salvado de trigo 8 cucharadas
Polvo de hornear 1 cucharada
1 huevo
1 clara de huevo
Tomates maduros 4
Cebolla grande 1
Mozzarella 10 onz o 250 g aproximadamente
Sal
Pimiento
Orégano

PREPARACIÓN
Caliente el horno. Mezcle los huevos con el polvo de hornear, el salvado y la leche. Agregue una cucharadita de sal y un poquito de pimienta. Prepare un bollo que se desprenda del bol. Si a medida que va incorporando los ingredientes nota que resulta muy duro,

agregue un poquito de agua. Por el contrario, si después de formar el bollo queda muy flojo puede añadir un poco más de salvado.

Pincele una fuente para pizza chica con aceite (sólo pincele para que no se pegue). Vierta la preparación y cocine a temperatura media de 5 a 10 minutos o hasta que esté dorado. Dé vuelta y dore del otro lado.

Retire del horno, agregue la salsa, la mozzarella en rodajas y gratine. Retire la pizza y espolvoree con orégano.

Salsa: coloque los tomates en una olla con agua hirviente durante uno o dos minutos. Sáquelos y páselos por agua fría. De esa manera se desprenderá la piel con facilidad. Pique y reserve. En una sar-

---

VARIANTES

Todos sabemos que las variantes de pizzas son muy numerosas. Pero le voy a sugerir algunas opciones muy saludables:

Fresca: *picar dos tomates y un pimiento morrón. Agregar unas hojas de albahaca y rociar todo con una cucharada de aceite de oliva. Salar.*

Berenjenas: *horneé cuatro berenjenas enteras hasta que estén blandas. Deje enfriar y retire la piel. Píselas y agregue media cucharadita de aceite de oliva y sal. Coloque esta pasta sobre la masa cocida con unas tiritas de queso descremado y gratine.*

Brócoli: *cocine en el microondas un paquete de brócoli congelado. Agregue dos o tres dientes de ajo bien picaditos.*

Espinaca: *cocine al vapor espinacas u opte por espinacas congeladas. Un paquete será suficiente. Píquelas bien, salpimente y colóquelas sobre la masa cocida. Agregue tiritas de queso descremado y gratine.*

Cebollas: *corte cuatro cebollas grandes de manera que resulten tiritas largas y finitas. Colóquelas en un platón con agua hirviente. Déjelas reposar durante diez minutos. Cuele muy bien y añada una cucharada de orégano seco y sal. Vierta todo sobre la masa cocida y lleve al horno unos minutos para que se dore la cebolla.*

Fantasía: *...esta opción la inventa usted.*

tén vierta una cucharadita de aceite de oliva y saltee la cebolla cortada en trocitos pequeños. Luego añada el tomate y sale a gusto.

PESCADOS

Sopa de pescado pura salud
4 porciones
Tiempo de elaboración: 10 minutos
Tiempo de cocción: 10 minutos
Calorías por porción: 230

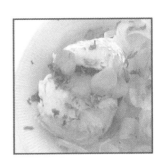

INGREDIENTES
Filetes de pescado pequeño 4
Zanahorias 4 unidades
Cebollas medianas 2
Perejil fresco un ramo
Sal y pimienta negra

PREPARACIÓN
En una cacerola coloque dos o tres litros de agua, las zanahorias cortadas en rodajitas y la cebolla picada. Recuerde que si la pela bajo el chorro de agua y la corta encima de una tabla húmeda no llorará.
Cocine durante diez minutos hasta que las verduras estén blandas. Aparte, sobre cada filete, disponga perejil bien picado. Puede reemplazarlo por la hierba aromática de su elección. Salpimentar. Envuelva el pescado y sujételo con palillos.
Acomódelos con cuidado en la cacerola con la verdura y cocine a temperatura suave durante diez minutos.

Pescado fortuna
4 porciones
Tiempo de elaboración: 10 minutos
Tiempo de cocción: 10 minutos
Calorías por porción: 240

INGREDIENTES
Filetes de pescado pequeños 4
Cebollas chicas 4
Pimientos morrón rojos 2
Tomates rojos 2
Ajo 2 dientes (optativo)
Perejil, unas ramitas frescas, o 1 cucharada deshidratado
Guarnición: puré de calabaza

PREPARACIÓN
Pique la cebolla y los tomates en cuadraditos pequeños. Los pimiento morróns cortarlos en tiritas y los dientes de ajo y perejil bien picaditos. Mezcle todo esto con un poco de sal y pimienta negra, y distribuya una cuarta parte sobre cada uno de los pescados.
Envuelva cada filete con la verdura con un trozo de papel metálico y acomódelos en una placa para horno. Es muy importante no recocinar el pescado porque se endurece y resulta desagradable.
Cocine a temperatura media en el horno durante quince minutos.
Sirva acompañado de calabaza hervida al vapor y pisada para formar un puré.

Cuidahuesos
El salmón es un alimento fundamental para mantener nuestros huesos y articulaciones saludables.

Porción 1
Tiempo de elaboración: 3 minutos
Tiempo de cocción: 8 minutos
Calorías: 235

INGREDIENTES
Filete de salmón rosado, 1 trozo del tamaño aproximado de la palma de su mano
Limón 1
Guarnición: patata grande 1, hierbas a gusto

PREPARACIÓN
Caliente bien una sartén o plancha antiadherente. Coloque el salmón previamente rociado con jugo de limón. Baje la temperatura y cocine de tres a cuatro minutos de cada lado. Salpimente al retirar. El salmón no debe recocinarse porque se vuelve duro y desagradable al paladar. El tiempo de cocción depende del grosor del pescado, así que vaya chequeando que esté dorado por fuera pero rosado por dentro.
Un buen acompañamiento para el salmón puede ser una papa al vapor. Queda deliciosa con hierbas frescas picadas una vez cocida.

POLLO

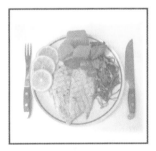

Pollo pío pío
Una porción
Tiempo de preparación: 5 minutos
Tiempo de cocción: 15 minutos
Calorías: 260

INGREDIENTES
Pechuga de pollo deshuesada 1
Limón 1
Calabaza madura 10 onz o 300 g aproximadamente
Ensalada a elección

PREPARACIÓN
Coloque en una plancha o sartén antiadherente caliente el pollo previamente salado y rociado con abundante limón. Cocine durante diez minutos, cinco de cada lado.
Hervir un trozo de zapallo o alguna otra verdura. Acompañar la pechuga con verduras hervidas o al vapor con abundante ensalada.

Chopsuey con pollo Goyo
4 porciones
Tiempo de elaboración: 15 minutos
Tiempo de cocción: 15 minutos
Calorías por porción: 340

PREPARACIÓN
Pechuga de pollo 2
Germinado de soya 10 onz o 200 g aproximadamente.
Cebolla 1
Jitomate 1
Zucchini 2
Apio 4 tallos
Zanahoria 2
Champiñones frescos 2 tazas
Salsa de soya 2 cucharadas

PREPARACIÓN
Pincele una sartén o un wok antiadherente con una cucharada de

aceite (sólo pincele, no agregue aceite).

Pique toda la verdura en pequeños trozos. La zanahoria córtela con el pelapapas para que resulten láminas muy delgadas.

De cada pechuga debe obtener cuatro o cinco trozos grandes. Salpimente todo. Caliente la sartén y vaya echando los ingredientes en el siguiente orden, pues los que necesitan mas cocción deben permanecer más tiempo: las cebollas, el pollo, el apio y las zanahorias. Cocine cinco minutos revolviendo con cuchara de madera. Luego agregue el resto de los ingredientes y mantenga cinco minutos más. Por último la salsa de soya. Si la preperación se pega a la sartén agréguele un poquito de agua en lugar de aceite.

Recuerde que los champiñones siempre se incorporan al final porque si se recocinan se ablandan demasiado.

CARNE VACUNA

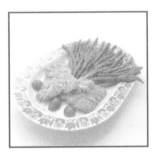

Milanesa de carne con espárragos
2 porciones
Tiempo de elaboración: 15 minutos
Tiempo de cocción: 15 minutos
Calorías por porción: 390

INGREDIENTES
Carne sin grasa cortada delgadísima 4
Claras de huevo 2 o 3
Avena extrafina 4 cucharadas
Espárragos 1 paquete
Sal
Pimienta negra

PREPARACIÓN

Coloque los espárragos a cocinar en su vaporera. Mientras tanto, salpimente la carne, pásela cada una primero por clara batida y luego por avena extrafina. Dispóngalas sobre una fuente de horno antiadherente pincelada con aceite.

Cocine en el horno precalentado a temperatura media tres minutos de cada lado. Sirva con los espárragos ya cocidos o con los vegetales que prefiera.

Lentejitas

3 porciones
Tiempo de elaboración: 15 minutos
Tiempo de cocción: 18 minutos aproximadamente
Calorías por porción: 470

INGREDIENTES

Lentejas secas 10 onz o 300 g aproximadamente
Carne de vaca desgrasada 10 onz o 300 g aproximadamente.
Cebolla grande 1
Pimiento Morrón 1
Zanahorias
Tomates 2
Agua cantidad necesaria
Sal

PREPARACIÓN

Coloque en una cacerola con agua caliente todos las verduras cortaditas en cuadrados y las lentejas. Cuando comience a hervir agregue la carne también cortada en cuadraditos y la sal.

Deje hervir a temperatura baja por 18 minutos o hasta que las lentejas estén tiernas pero no desarmadas. El líquido debe tapar los ingredientes, así que si se consume durante la cocción, agregue más agua caliente. Debe tener la consistencia de una sopa espesa. Puede acompañar este plato con arroz integral cocido.

Torta de carne
4 porciones
Tiempo de elaboración: 10 minutos
Tiempo de cocción: 15 minutos
Calorías por porción 220

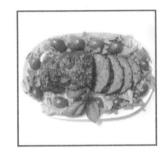

INGREDIENTES
Carne picada intensamente desgrasada
20 onz o 500 g
Claras de huevo 2
Pan integral 2 rodajas
Cebolla chica 1
Sal
Pimienta

PREPARACIÓN
Mezcle en un platón la carne con las claras de huevo, el pan previamente mojado en agua y exprimido, y la cebolla picada muy chiquita. Salpimente. Con las manos mojadas en agua arme una 'torta'. Hornee a temperatura media durante 15 minutos. Si prefiere la carne bien cocida déjelo unos minutos más.
Acompañe con su ensalada predilecta o con verduras al vapor

POSTRES

Copa de manzana
2 porciones
Tiempo de elaboración: 15 minutos
Tiempo de cocción: 6 minutos
Calorías por porción: 255

INGREDIENTES
Manzanas grandes 4
Queso Filadelfia descremado 2 cucharadas
Miel 1 cucharada
Canela

PREPARACIÓN
Pele y corte en cuadraditos las manzanas. Coloque en un recipiente de vidrio tapado y lleve al microondas por espacio de seis minutos a potencia máxima. Debe revolver la mitad de ese tiempo.
Disponga en dos copas y sobre las manzanas agregue una cucharada del queso mezclado con la miel. Espolvoreé con canela a gusto.

Yummy
6 porciones
Tiempo de elaboración: 15 minutos
Calorías por porción: 185

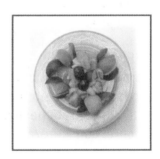

INGREDIENTES
Melocotones o duraznos 4
Ciruelas 4

Naranjas 2
Jugo de 2 naranjas
Manzanas 2
Damascos 6
Miel 2 cucharadas
Almendras fileteadas (optativo) 2 cucharadas

PREPARACIÓN
Pique toda la fruta en cuadraditos, agregue el jugo de naranja.
Coloque en copas y rocíe con miel y almendras

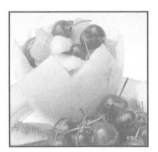

Meloncito relleno
2 porciones
Tiempo de elaboración: 15 minutos
Calorías: 250

INGREDIENTES
Melón chiquito 1
Kiwi 1
Manzana verde 1
Cerezas 1 taza
Naranja 1

PREPARACIÓN
Corte el melón un poco más arriba de la línea media. Ahueque quitando con cuidado las semillas y reserve aparte la pulpa. Mezcle ésta con la fruta pelada y trozada, y vuelva a rellenar.
Decore con cerezas. Puede reemplazarlas por frutillas o lo que guste

Yogur de leche natural

PREPARACIÓN
Es muy sencillo de preparar en casa: sólo
coloque en un recipiente de vidrio 4 a 6 tazas
de leche tibia, agregue y mezcle bien un
yogur natural comprado, y reserve por unas

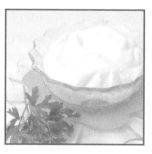

horas en un lugar cálido. Comenzará a solidificar. Y listo. Se pueden
preparar salsas, ensaladas y postres. Delicioso para aderezar ensaladas y granos cocidos.

SNACKS

Sandwich pollito
1 porción
Tiempo de elaboración: 5 minutos
Tiempo de cocción: 15 minutos

INGREDIENTES
Pan integral 2 rodajas
Pechuga de pollo deshuesada 1
Pimiento morrón rojo 1
Pepino 3 o 4 rebanadas
Aceite de oliva extra virgen 1 cucharada

PREPARACIÓN
Quite las semillas del pimiento morrón y córtelo en cuatro partes.
Con un pincel de cocina, pincele el pimiento morrón y el pollo con el
aceite mezclado con sal y, si lo desea, alguna hierba deshidratada.

Coloque en una plancha o sartén antiadherente el pollo y los trozos del pimiento morrón y cocine a temperatura media de ambos lados. Pele y rebane un pepino.

Coloque esta preparación en el pan previamente pincelado con la misma preparación de aceite. Recuerde que cualquier pan de color negro no es integral. Asegúrese, lea la etiqueta en el momento de comprarlo.

Sandwich capresse
Tiempo de elaboración: 5 minutos
Calorías: 295

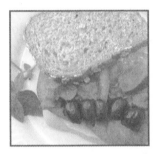

INGREDIENTES
Rodajas de pan integral 2
Queso mozzarella dos o tres rodajas finas
Tomate rojo 1 grande
Aceitunas negras descarozadas 4
Hojitas de albahaca fresca

PREPARACIÓN
Simplemente arme el sandwich y... ¡disfrútelo!

RELATOS

1– Obesidad infantil

Raúl tiene 10 años. Vive con sus padres, su tía adolescente y su hermanita, Maria Cielo, cinco años menor que él. Su mamá, una mujer muy activa, me contó:

'Raulito es un chico todo corazón. Más bueno que el pan. Está gordito. Hasta hace poco no me preocupaba porque pensaba que ya iba a bajar de peso cuando creciera. Pero resulta que en la escuela los otros niños se burlan de él y es el blanco de sus bromas. Mi angelito está sufriendo con todo eso. El pediatra que lo controla me dice siempre que está más de un 30 por ciento por encima de su peso normal. Varias veces me aconsejó que le haga comida especial para él. Yo lo intenté, pero no dio resultado. En lugar de comer la dieta, se desespera y come mucho más. Inclusive golosinas que le compro a mi niña pequeña, que es flaquita. Lo que pasa es que yo no puedo controlar lo que come, porque trabajo con horarios diferentes y su tía de 16 años me lo cuida. Él vuelve de la escuela y se aburre, se sienta a ver el televisor con una bolsa grande de chips. En casa siempre hay algo para picar hasta que yo pueda llegar y preparar la cena. En la alacena hay para picar las crakers que le gustan, cereales azucarados y algunos chips. Eso sí, en la heladera siempre tiene que haber sodas o refrescos para él, porque es muy sediento. No quiero que se angustie y se encuentre sin nada cuando yo no estoy. A Raúl no le gusta hacer ejercicio. Sólo va a la escuela y la verdad es que no le está yendo muy bien. El papá siempre lo premia con chocolates cuando trae una buena nota. En la

mesa, cuando comemos juntos, me pongo nerviosa porque mi marido se pasa todo el tiempo regañando a Raulito por su forma de comer o porque rechaza las verduras. Siempre pasa lo mismo y yo siento un nudo en el estómago. ¿Qué puedo hacer?'

La obesidad y el sobrepeso en los niños es un flagelo implacable en Estados Unidos. Uno de cada cinco niños está en sobrepeso, con posibilidades de despertar enfermedades durante esa etapa o en el futuro. Pueden producir los mismos problemas de salud que los adultos.

La obesidad impacta en la posibilidad de males cardiovasculares, problemas de riñón, diabetes, presión arterial alta , colesterol alto, daño en el hígado. Facilitan los problemas ortopédicos, como lesiones de ligamentos. Surgen profundos problemas psicológicos y sociales.

La formula del éxito en el caso de Raúl es un cambio de hábitos en todo el grupo familiar. Lo importante es que los padres fijen objetivos posibles y se comprometan a cumplirlo. Y si alguna vez, por cualquier razón, tienen dificultades, lo importante es no descartar todo. Volver a comenzar. Tendrán más fuerza y decisión.

Raulito, igual que todos los niños, necesita una rutina: es imprescindible que los horarios de las comidas se respeten dentro de lo posible. No sólo le pondrá orden, sino que dejará de 'picar' mientras espera la comida. Pero a veces se hace inevitable tomar un bocadillo. Para esos momentos tenga siempre a mano en la heladera variedad de frutas lavadas o verduras listas para comer. Opciones interesantes para la heladera pueden ser yogur, un melón cortado en cubitos, zanahorias peladas y cortadas en tiritas, berenjenas asadas y peladas, rodajas de calabaza horneadas. En la alacena puede guardar cereales integrales sin azúcar, barritas de cereales integrales, frijoles de soya hervidos y tostados al horno.

Los platos que lleve a la mesa deben ser aptos para todos. De esa manera, pondrá salud en sus comidas, para todos, y terminarán los enojos de su marido con Raúl. Los alimentos no deben ser exclusivos para Raúl. La comida diferenciada para él no es la mejor solución, pues confirma su identidad de 'gordo'. Raúl, como todos los niños, aprende del ejemplo de sus mayores. Si los papás toman una actitud positiva hacia los alimentos sanos, serán un buen modelo que imitar, ayudándolos a establecer patrones alimentarios que les durarán toda la vida.

Usted dirá: *'pero mi hija menor, Maria Cielo, es flaquita'*. No se trata de hacer un régimen alimentario que signifique no comer o ingerir alimentos desagradables. De lo que le hablo es de hacer comidas saludables y beneficiosas para toda la familia. 'Aprender' a comer correctamente. ¡De eso se trata! Yo sé que es difícil suprimir los alimentos a los que estábamos acostumbrados e introducir otros nuevos. Le voy a dar una clave: ofrezca los alimentos nuevos uno por vez al comienzo de la comida, cuando tengan hambre, y en cantidades pequeñas al principio. Las verduras, que siempre producen rechazo, prepárelas de manera que tengan mucho color y diferente textura. Si Raúl se resiste a consumirlas, no se enoje ni se frustre. No lo convierta en una batalla. Pruebe de nuevo otro día y presente la comida de forma diferente. Si usted se enoja, Raúl comprenderá que tiene poder para provocar esa reacción. Si el rechazo se reitera, comprenda que es posible que algunos alimentos no sean del agrado de Raúl. Intente con otro.

Es aconsejable que incluya fibras. *American Health Foundation* recomienda incorporarla en los niños a partir de los 5 años. Por eso es conveniente utilizar panes integrales en lugar de pan blanco, arroz integral, cereales integrales.

Toda la comida 'chatarra', que son las que conforman una mala alimentación, como sodas, golosinas, chips, excesos de grasas y azúcar, debe ser descartada. Además de quitarles el apetito con calorías sin alimentos, como le ocurre seguramente a María Cielo, restan espacio a las buenas comidas y elevan el presupuesto familiar. Las sodas, por ejemplo, están compuestas básicamente de azúcares. Reemplácelas por jugos de frutas frescas, leche, leche de soya y agua.

No premie a los niños con golosinas. No los benefician, producen caries y lo peor de todo es que ellos siempre relacionarán los dulces con el reconocimiento. Hay muchísimas maneras de premiar a un hijo: un paseo en bicicleta con ellos, una salida al cine, participar de sus juegos, un libro de aventuras o misterio, o cualquier cosa que esté dentro de sus posibilidades y lo haga feliz.

Un programa de alimentación que beneficiaría no sólo a Raúl, sino a toda la familia, es lo que le propongo en este libro, básicamente en el Plan para Recuperar la Armonía Perdida. Por ejemplo, en el desayuno puede optar por el atole sin las ciruelas pasas ni el germen de trigo. Puede variar con pancitos integrales con quesos blandos desgrasados, o cereales sin azúcar con leche descremada, frutas frescas, jugos o licuados de frutas frescas y leche de soya.

Una correcta alimentación diaria para los niños debe incluir: dos tazas de leche, un vaso grande de leche de soya, una feta de queso, una porción chica de carne o pollo, o una más abundante de pescado, cuatro tazas de vegetales variados como espinacas, calabaza, maíz, tomate, lechuga, arvejas, zanahoria, etcétera; dos frutas como mínimo, una taza de cereales sin azúcar, dos o tres pancitos chicos integrales, tres cucharadas de miel, una o dos barritas de cereal, media taza de guisantes o frijoles de soya. El huevo puede agregarlo tres o cuatro veces por semana. Los niños necesitan grasas pero no frituras. Deles aceite de oliva crudo para aderezar los vegetales. La carne y el pollo, aunque sean desgrasados, tienen un porcentaje de grasa.

Acuerde con Raulito qué programas puede ver en la televisión. A todos nos gusta relajarnos y disfrutar de algún programa favorito. Pero ver indiscriminadamante la pantalla, y por largas horas, es muy malo para cualquiera. Algunos niños, como Raúl, se aburren y esto los lleva a tragar comida sin darse cuenta, le quita tiempo para realizar sus tareas escolares, o actividades físicas que le brindarán –además de mejorar su cuerpo– una oportunidad para conocer nuevos amigos.

Ya inscríbalo en una actividad física fuera de la escuela: karate, natación, patineta o lo que crea que puede entusiasmarle. Una idea maravillosa es salir a caminar con nuestros hijos: mi mejor recuerdo con los míos es las caminatas que realizábamos juntos. Realmente lo disfrutábamos.

La familia se reúne en el momento de sentarse a la mesa. Apague el televisor. Aproveche para intercambiar las experiencias del día con los niños. Es una buena oportunidad para que aprendan a participar con el resto de la familia y que nosotros podremos disfrutarlos. Ellos necesitan que los escuchemos. El tiempo no vuelve atrás. Por un momento, dejemos afuera los problemas cotidianos que nos afectan. No nos preocupemos si no podemos darles todo lo material que quisiéramos, lo más importante está a nuestro alcance y es el AMOR.

2– Cómo ser un Joven Mayor

'Mi nombre es Julio. Vivo solo y tengo 76 años. Hace 15 años que llegué a Estados Unidos. Dejé atrás mucha familia. Acá está mi hijo. Pero el pobre está muy ocupado con su trabajo y su familia. Así que yo trato de arreglarme solo. Duermo muy poco. Para comer me arreglo con cualquier cosa, ¿para qué voy a cocinar para mí solo? A

veces me compro una comida congelada que me dura dos comidas o me tomo un té con galletitas, o lo que sea. Además, la dentadura me lastima, así que me cuesta comer. Siempre estoy por pedirle a mi hijo que me lleve al dentista para ajustarme la dentadura postiza, pero lo dejo para más adelante. Eso sí, a mi médico de cabecera lo visito mensualmente. Él me dice que estoy muy bien para mi edad, sólo me encuentra con bajo peso. Bueno, me cuesta mucho ir al baño. Me puse muy estreñido. Salgo muy poco. Sólo para hacer unas compritas o para visitar a mi hijo. Yo tengo una amigo de mi pueblo que vive acá, pero nunca lo veo. Me gustan los noticieros. Miro las noticias en varios canales de TV, ¿ y vio la de cosas terribles que estamos pasando? ¡No se puede creer! Casi todas las noches bebo un copa de algo fuerte, y pienso ¿cuál es el objeto de abstenerme de ese placer en esta etapa de mi vida? Tengo la piel muy seca. Me canso cuando me muevo. La verdad es que estoy mucho tiempo sentado mirando TV. Me encuentro mucho más delgado, pero debe ser la vejez, ¿ no es cierto? De joven era muy activo. Crié cuatro hijos y trabajé toda la vida. Ahora todos me dicen que estoy bien, pero la verdad es que yo no me siento bien.'

El envejecimiento no es una enfermedad. Es un proceso natural de la vida que puede deparar fuerza y felicidad: depende de cómo hayan transcurrido los años hasta ese momento. Por supuesto que una persona como Julio, fumadora y bebedora que no se haya cuidado durante su vida no llegará a sus años dorados igual que otra que ha tenido un estilo de vida sano.

Julio puede transitar muchos años plenos de actividad y satisfacciones. Yo creo que el tiene el potencial de llegar a ser un Joven Mayor. Debe hacer algunos cambios en su rutina diaria, con alimentación sana, ejercicios y una actitud positiva.

Con respecto a la manera de alimentarse hay muchas cosas que corregir. Debe adecuarse a las necesidades actuales de Julio y así prevenir enfermedades y mejorar su constipación.

El organismo experimenta cambios con la edad. El metabolismo, que es el conjunto de cambios químicos y físicos, se enlentece. Entonces se necesitan menos calorías, pero no menos alimentos. Julio, como muchos mayores, tiene un régimen bajo en alimentos sanos. Por eso es importante que tome en cuenta:

* Consumir variedad de alimentos, ya que ningún grupo contiene todo lo que el cuerpo necesita.
Entonces debería comer diariamente:
Frutas y verduras
Panes y cereales de grano entero
Leche descremada, yogur y quesos blandos descremados
Leche de soya y tofu
Carnes magras, pollo, pescado, arvejas y frijoles secos
* La diversidad de colores, aromas y texturas en las comidas es muy agradable y estimula las papilas gustativas, lo que mejora el consumo de alimentos en personas que, como Julio, acostumbran comer poco.
* Todos estos alimentos deben ser cocinados al vapor, al horno o hervidos, sin frituras. No condimentar ni salar demasiado.
* Siempre debe optar por alimentos naturales. Aquellos que compra elaborados tienen poca vitamina E, mucha grasa, sal y azúcar. Otros, como los enlatados, al ser sometidos a altas temperaturas, destruyen la vitamina B6.
* Los preparados con harinas refinadas, como el pan blanco, contienen muy poca fibra necesaria para prevenir la constipación y reducir el riesgo de enfermedades. El atole que recomiendo para el desayuno en este libro es una opción excelente para Julio. Justamente los mayores no necesitan calorías producidas por el

exceso de grasa y azúcar.

* Julio debe beber, diariamente, de seis a ocho vasos de agua y jugos de frutas y verduras. Las personas mayores se deshidratan con facilidad. Le ayudará con su problema piel seca y de constipación.

* Debe dejar de 'darse el gusto' de la copa diaria de alcohol, ya que suministra calorías sin vitaminas ni minerales y le reduce el apetito. Puede reservar el alcohol para días especiales y muy esporádicamente.

* No hay que dejar pasar la visita al dentista. No tiene por qué sufrir los dolores de dentaduras mal ajustadas o inadecuadas.

* Es fundamental, también, ejercitar el cuerpo. En general, debido a diferentes molestias, los mayores tienden a permanecer quietos. Pero eso hace que los músculos se debiliten y la actividad cardíaca y pulmonar se deteriore.

* Julio debe empezar caminando la distancia que el pueda: hoy cuatro cuadras, y a su ritmo. Cuando se sienta seguro, extenderá a diez cuadras. No sólo tonificará su organismo, sino que estará en contacto con otras personas; podrá ver el sol y el cielo, sus colores maravillosos. A mí, particularmente, me encanta caminar y admirar el cielo. Es recomendable que siga el plan de ejercicios y relajación que le propongo en este libro. Sólo le tomará quince a veinte minutos diarios, ¡y qué beneficioso le resultará!

Hay muchas estrategias que pueden surgir del interior de Julio. Pero primero debe apagar la TV, dejar de ver varias veces al día las noticias dramáticas del mundo, para que aparezca su espacio creativo. Por ejemplo, hay muchos lugares en su vecindario donde el puede compartir su vida con otras personas. Puede acercarse a su iglesia, preguntar en la biblioteca más cercana a su casa, llamar por teléfono al gobierno de su distrito. Se sorprenderá al tomar conciencia de que existen muchos ámbitos, incluso gratuitos, donde Julio puede aportar su experiencia, pasar momentos agradables y enriquecerse con el intercambio con otros seres.

También podría buscar la manera de viajar a la casa de su hijo y su familia. El necesita reconocimiento, respeto, seguridad de sus seres queridos y sentirse partícipe de la sociedad a la cual tiene todavía mucho que aportar.

Le expliqué a Julio que él es responsable de sentirse sano y feliz.

La capacidad para mejorar y cambiar existe en cada uno de nosotros y es nuestra responsabilidad saber aprovecharla.

3 – Menopausia

Yolanda es una mujer morena, de grandes ojos negros. Tiene 48 años. Vive con su esposo y su hija menor. Trabaja como peinadora en un salón de belleza.

'En realidad, no sé por dónde empezar. Hace como un año que tengo irregularidad en mi menstruación. Yo siempre era un reloj. Y bueno, me empecé a preocupar. Como todos los años fui a ver a mi médica ginecóloga, me hice todos los estudios de control y todo bien. Ella no está de acuerdo con la terapia hormonal. Me explicó que estaba entrando en la etapa de la menopausia, que me quedara tranquila porque todo estaba bien. Pero me están pasando cosas extrañas y estoy un poco ansiosa. No sé si tendrá algo que ver con que mis hijos mayores se fueron de casa, los dos al mismo tiempo: Mario se casó y se fue a otra ciudad y Lucía está estudiando lejos. Quedó la menor solamente.

Me siento rara, poco atractiva, así que me acerco poco sexualmente a mi marido. Me miro al espejo y me encuentro gorda. Bueno, cuando me casé pesaba muchísimo menos. En aquella época yo estaba en un equipo de natación. Me encantaba, pero con las tareas de la casa y los chicos decidí abandonar esa actividad. Me parece que ahora mi marido no se va a fijar en mí. No sé, me siento menos mujer. Tengo menos ganas de arreglarme. Estoy siempre cansada. Los calores cada vez son más intensos. Me despiertan de noche y luego me cuesta conciliar el sueño. De día cada vez son más frecuentes. Me pongo como un tomate y me muero de calor. Tengo que sacarme toda la ropa y ¡me da una vergüenza! Además, es como un recordatorio de que me estoy poniendo vieja. Si bien estoy medio día trabajando, el resto del tiempo lo paso en casa. A veces me pone triste que los chicos ya no estén, aunque estoy contenta de que cada uno esté haciendo su camino. Pero la casa está vacía y silenciosa. Mi marido viaja mucho por su trabajo, está en el gremio del transporte. La verdad es que ni cocino: al mediodía, antes de salir para el trabajo, me preparo un sandwich. Eso sí, me encanta el chile y le pongo bastante. Y a la noche si mi esposo está de viaje hago una pasta o compramos unas hamburguesas y unas papas que a mi hija le encantan. A veces me pongo irritable por tonterías. El otro día le contesté muy mal a una clienta Me sorprendió mi reacción.'

Yolanda no está enferma. Sólo transita una etapa de cambio, en la cual se le abre un mundo de mejores relaciones y mayor satisfacción personal. Es un momento en el que puede revisar su estilo de vida, realizar los ajustes que crea necesario, y emprender todos aquellos proyectos que quedaron truncos o que estaban en su anhelo. Ahora tiene más tiempo para ella y para ponerse linda y más femenina. Es una gran oportunidad que le da la vida y tiene que aprovecharla. Además, todos los actos positivos que implemente le permitirán mejorar su salud y prevenir enfermedades.

Los calores, también llamados sofocones, bochornos o tuforadas de calor, se deben a los cambios abruptos en el centro del cerebro que regula la temperatura. La actitud positiva puede ser una herramienta diaria eficaz para combatir los bochornos. Cuando sienta que se aproxima uno, recuerde algunas cosas: una, que los bochornos son normales, otra que no duran mucho y, por último, que usted puede hacer algo al respecto. Y eso es:

1. Vista ropas livianas. En invierno prevea de usar algo ligero debajo de saquitos fáciles de quitar. Su cansancio e irritabilidad se deben a su falta de descanso y sueño. Verá que a medida que va mejorando los calores esos síntomas irán desapareciendo.

2. Tome baños largos. Los aceites esenciales de menta tienen propiedades frías, los aceites de geranios y lavanda son centradores, cada uno calma y energiza, según su necesidad. Añada algunas gotas de una o de todas estas esencias a un baño tibio o frío para los bochornos o, si no le es posible, añádalas al agua fría en una botella con atomizador y obtenga usted misma un roseado frío. Usted puede también usar estas esencias como inhalantes o difundirlas dentro del aire en su casa, o añada unas pocas gotas al aceite de masaje.

3. Ha llegado el momento de sentirse plena. Vuelva a su peso ideal. Puede seguir los pasos del programa de alimentación que le planteo en este libro. Pero debe agregarle, todos los días, una porción de un alimento maravilloso que es la soya. No se imaginan cómo este milagroso guisante puede ayudarla en esta etapa. Lea detenidamente el capítulo sobre la soya. Recuerde que tiene muchas presentaciones: la leche, el tofu, los porotos, los brotes, la harina. También hay salchichas de soya, proteína de soya, yogur. Evite los

picantes, las bebidas alcohólicas y la cafeína. Es recomendable comer alimentos con calcio, ya que en este periodo la mujer tiene más riesgo a tener osteoporosis porque disminuyen los estrógenos que la protegían de esa dolencia. Consulte con su nutricionista.

4. Téngase paciencia. De a poco irán mejorando los calores.

5. Existen complementos sobre la base de hierbas y vitaminas que la favorecen. Pero no los tome por su cuenta. Pídale indicaciones a la persona idónea en el tema.

6. Debe hacer ejercicios diariamente. En el caso de Yolanda es una oportunidad para retomar su pasión, que es la natación. Hay otras actividades que pueden ser muy beneficiosas como caminar, trotar, andar en bicicleta, saltar la cuerda, bailar. Le aseguro que mejorarán sus síntomas físicos y su estado de ánimo. La hará sentir más contenta consigo misma.

7. Aprenda a relajarse. Si se familiariza con el programa de relajación descripto en este libro, podrá utilizarlo cuando lo necesite. O simplemente siéntese tranquila, con los ojos cerrados, y realice varias respiraciones profundas por la nariz.

8. Para las fumadoras les digo que es un momento clave para dejar de hacerlo. El riesgo de contraer enfermedades es mayor. Actualmente hay muchas ayudas posibles para dejar esta adicción. Aprovéchelas y dígale adiós al cigarrillo.

9. Hable con su marido de sus temores frente a la sexualidad. Si es necesario busquen ayuda juntos.

10. Consérvese sexy. Las mujeres que pasan por la menopausia y siguen practicando la unión sexual regularmente, tienen menos o ningún bochorno comparadas con las que tienen relaciones sexuales esporádicamente. Los altos niveles de estrógeno ayudan a mantener un interés sano en el sexo, y la actividad sexual regular estimula indirectamente los ovarios que comienzan a menguar, lo que a su vez ayuda a moderar el sistema hormonal e impide variaciones extremas en el nivel de estrógeno.

11. Cómprese ropa juvenil y maquíllese. Todas las mujeres que se sienten bellas por dentro irradian una gran hermosura.

12. **Éste es un buen momento de su vida para replantearse sus expectativas y sus proyectos. Ahora está más libre para disfrutar de usted misma y comenzar algo nuevo que le dé felicidad.**

4 - El sobrepeso puede ser un obstáculo para el embarazo

Guadalupe tiene 28 años, estaba con sobrepeso y no podía quedar embarazada. Escuchó mi programa por la radio y se animó a   cambiar.

'Gracias a sus consejos hoy tengo una hijita de 4 añitos. Le cuento: me acabo de separar. Tengo 28 años y ahora vivo con mi hija. Por muchos años tuve 49 kilogramos de peso, pero mi ex esposo me decía que estaba muy delgada y que debía comer más. Yo soy del campo. Mi madre era muy estricta con las comidas, muchas verduras, poca comida frita, fruta, pero no exagerado, poco arroz y poca tortilla. Mi abuela era así y mi mamá me enseñó de esa manera. Cuando me casé, mi ex esposo, que trabajaba en la construcción,

me decía que lo que yo preparaba no era suficiente. Así que para no terminar en peleas por la comida, tiraba lo que cocinaba e íbamos a comer al restaurante lo que a él le gustaba: comidas muy preparadas, hamburguesas y pizza. Bueno, yo llegué a 69 kilogramos y a él le resultaba atractiva. Pero empecé con alteraciones menstruales y no podíamos tener hijos. Fui a un hospital y me hicieron los estudios. La doctora me encontró bien, pero con sobrepeso. Me dijo que ésa podría ser la causa de no quedar embarazada.

Yo comencé a escucharlo por la radio cuando cambié mi horario de trabajo. Un día usted comentó lo mismo que mi doctora acerca de que el sobrepeso podría traer problemas de infertilidad. Aconsejaba beber todos los días dos vasos de leche de soya a la mañana y a la tarde. Seguí sus consejos sobre alimentación y bajé 13,5 kilogramos en ocho semanas. Y luego de seis meses quedé embarazada. Gracias a Dios y a sus consejos nació mi hijita.

Ahora tengo la cara con acné. Nunca había tenido. El cabello se me cae y no crece, las uñas se me parten, mi piel está tan seca que no importa cuánta crema me ponga, no mejora. Pero lo peor ocurrió el jueves a la mañana, me levante, me miré al espejo y me vi tan vieja. Me puse a llorar y a decirme cómo llegué a esto.'

Mi mamá, que es psicóloga, dice que 'el darse cuenta de un problema es suficiente para empezar a mejorar'. Lo que Guadalupe está sintiendo es lo que llaman ahora 'envejecimiento prematuro'. Uno no puede verse como si tuviera treinta años. Mas nadie, por más edad que tenga, debe sentirse envejecido. La edad está en la partida de nacimiento, pero uno siempre puede sentirse joven si cuida de su ser como corresponde. El amarse a uno mismo no es egoísmo, es lo correcto. Cuando un ser humano se quiere a sí mismo refleja luz y se ve.

En este caso, Guadalupe simplemente debe volver a la alimentación que me escuchó dar por radio y que ahora está escrita en este libro. No debe olvidar los jugos vegetales para nutrir su sangre y el cabello. Debe realizar ejercicios: no necesita ir a ningún gimnasio, lo puede hacer al lado de su cama en la alfombra, durante veinte minutos diarios y siguiendo el programa de ejercicios. Comenzará a quererse más a sí misma, perfumándose, arreglándose más en su vestimenta, en la apariencia del peinado.

Lavarse la cara con un jabón antibacteria a la mañana y a la noche, y durante el día siete veces hay que lavarse la cara con agua fría. El acné viene de adentro, la piel es inocente. Guadalupe está tan sólo comenzando su vida y debe darle el ejemplo a su hija. Debe estudiar una profesión o carrera, porque ésa va a ser su seguridad. Ella puede cambiar su vida. Ya comenzó.

Hay que levantarse de la cama y poner música en el hogar. ¡Y por qué no todo el día! Seleccionar canciones optimistas y de actitud positiva y muy alegres. Dejar la melancolía en el pasado.

5 – Un cuerpo que dice basta

Mediante un llamado telefónico a la radio un paciente joven, de 39 años, me contó cómo su cuerpo sintió los síntomas del cambio de vida y lo alertó para volver a una vida sana.

'Me llamo Carlos y tengo 39 años. Ya no sé lo que me pasa. Todos los días aparece algo nuevo con mi salud. Mi trabajo es viajar a distintos países representando los productos de mi compañía que son cerámicas y artículos autóctonos mexicanos. Ahora están muy de moda para las casas de la gente adinerada. Empecé hace algunos meses con problemas de orina, fui al urólogo, me hizo unos estudios

y me encontró algo de infección en las vías urinarias. Me indicó que tomara suficiente agua. Pero usted sabe que con mi trabajo me olvido o tomo sodas, cerveza o alcohol y mucho café. Cuando terminé con los antibióticos que me recetó parecía que había mejorado. Pero volvieron las molestias y era terrible luego de estar íntimamente con mi esposa. Entonces empezó el dolor pélvico, que se iba hasta mis sentaderas. Imagínese usted en el avión y esperando en los aeropuertos lo que sufría: cien veces iba al baño. Ya no sabía cómo acomodarme cuando estaba sentado. Volví al urólogo. Y, aunque soy joven, me tuve que hacer en el hospital muchísimos estudios de próstata. No me encontró nada, pero indicó dos productos para próstata por unas semanas. Me mejoré y me sentí contento. Pero otra vez me siento mal. Yo sé que mi alimentación es terrible. Dejé las comidas rápidas, la pizza, las hamburguesas, las sodas. Traté, pero no pude con el alcohol y el café, porque cuando estoy con un cliente no puedo dejar de consumirlos. Luego se me vino encima el estreñimiento con dolor y a veces sangrado. En Toronto me dijeron que eran hemorroides y empecé con las cremas. Soy un desastre. Yo, que era tan sano. Jugaba a la pelota todos los fines de semana y además trotaba 6 kilómetros tres veces por semana. Claro, ahora estoy corajudo y nervioso, ¡quién no lo estaría con tantos problemas! Mi esposa me dice que ya no puede decirme nada. Lo último fueron manchas oscuras en la cara y mis ojos rojos como si estuviera alcoholizado todo el día. Todos mis estudios salen bien, pero siento que mi salud me está arruinando mi vida y yo les estoy arruinando la vida a los demás.'

Todo lo que le pasa es bueno. Usted me dirá de qué estoy hablando. Evidentemente, la mamá y el papá de Carlos le dieron un cuerpo muy bueno, que ahora dijo basta, a tiempo. Digo a tiempo porque si todo esto hubiera quedado tapado por más años, Carlos sufriría luego muchas consecuencias graves con su salud. Todos sus estudios dicen que está bien. Porque en realidad lo está. Sólo tiene un problema funcional en su vida. Ha transitado su vida en contra de su naturaleza sana. Ha comido indebidamente una alimentación extraña a su cuerpo, ha dejado sus ejercicios y deportes que necesita y merece su organismo, ha empezado sistemáticamente una destrucción de su hígado y, por lo tanto, de todo su cuerpo con el alcohol, que ya es parte de su vida. Él mismo me trajo la respuesta que necesita. Debe volver a su esencia: alimentación sana, deportes, dejar todos los malos hábitos y entonces las toxinas de su cuerpo bajarán y las manchas café desaparecerán, su hígado ahora hirviendo dejará de inyectarle los ojos con sangre, su intestino no estará más seco y no tendrá hemorroides ni estreñimiento; el enojo, la intolerancia y los nervios desaparecerán y Carlos volverá a ser el que fue y que tanto extraña.

Está en sus manos cambiar su vida. Sólo le pido que siga el programa de la alimentación y ejercicios que indico y podrá ver, para su satisfacción, que los síntomas disminuirán y empezarán a desaparecer. Pero tiene que entender lo que está diciendo su organismo y su mente: 'Si vuelves a lo mismo te mandaré nuevamente los síntomas para que recuerdes que me tienes que cuidar mucho'.

6 – Transmitir a los hijos nuestra experiencia

Yolanda se siente afectada por los problemas de su hija. Tiene que aprender a cuidarse ella misma para poder transmitir esa sensación de bienestar.

'Acabo de cumplir los 50 años. Hasta hace poco me sentía bien, con

muchísima energía. Pero vengo sintiéndome desanimada: tengo muchos problemas con mi hija. Ella es joven y muy simpática, estudia y trabaja. Su esposo es muy celoso y a Margarita, mi hija, la vuelve loca. Entonces ella me llama varias veces al trabajo todos los días para quejarse de su problema. Me pone nerviosa esa situación. Y yo, cuando estoy angustiada, como lo que tengo a mano. Yo tenía buena figura y parecía más joven. Tenía que mostrar mi licencia de conducir para que me creyeran. Me daban como diez o más años menos. Fui a mi médica primaria y al ginecólogo pensando que tenía algo malo. El ginecólogo me dijo que no estoy todavía en la menopausia y que todo está bien conmigo. La médica primaria me encontró una bacteria en el estómago y el colesterol altísimo. Además, que gané 16 kilogramos en menos de un año. Me dijo: 'qué te pasó, Yolanda, tú eras muy saludable'. Margarita es una mujer muy sensible y bonita. Fue elegida una vez princesa en la escuela secundaria y otra vez reina para un festival de playa. Ahora me dice que está 'deformada'. ¡Pobre mi niña!'

Para comenzar, muchas veces los problemas de nuestros hijos repercuten en nosotros como si los estuviéramos viviendo en carne propia. Mi suegro siempre dice: 'hijos pequeños problemas pequeños, hijos grandes problemas grandes'. Creo que Yolanda tiene que hablar con su hija para que esa relación no esté planteada en hablar mal de su yerno. Creo que podría decirle a su hija que empiece tomando pasos positivos con el esposo. Que la base de una relación está en la comunicación. Muchas parejas creen que alguno de los dos tiene que ganar. Realmente los dos deben salir triunfadores. Que hablen con el corazón, con el amor que comenzaron. Que le explique que en la vida moderna tanto el hombre como la mujer deben apoyarse mutuamente, no sólo en el cariño, en las tareas del hogar y los niños. Que el crecimiento de ella con estudio y trabajo representará un progreso para los dos. Y que quizás en algún momento él necesitará de ella. Yolanda debe explicar, desde su experiencia de mujer madura, que ambos deben apoyarse.

Respecto de Yolanda, un cuerpo con una 'mochila de 16 kilos', con las arterias obstruidas por el colesterol, que impidan una buena circulación, trae problemas de cansancio. Debe terminar el tratamiento de su médica primaria para la bacteria en el estómago, debe reorganizar su alimentación con la guía que detallo en este libro. El plan de alimentación 'no es negociable' hasta que llegue a su peso normal. Debe seguir un orden de ejercicios diarios y caminata de veinte a treinta minutos. Si tiene algún interés en arte, como pintar, o cerámica, por ejemplo, debe anotarse en algún colegio de adultos para aprender, divertirse y desarrollarse. Si siempre soñó con estudiar alguna otra profesión, tiene que empezar a averiguar dónde. No importa si una persona tiene 20, 50, o 70 años, si desea estudiar o cambiar de profesión o tener su propio negocio cualquier edad es buena para empezar. No hay que ponerse límites a nada. Y con Margarita, la hija, todo lo que haga en este proceso de Recuperación de Su Vida, debe transmitírselo a ella. Siempre nosotros, los padres, somos el ejemplo que nuestros hijos siguen.

"Que tengas la esperanza de un sueño nuevo y la persistencia de cumplirlo. Que tengas siempre la ocasión de ofrecer y compartir, y la sabiduría de esperar lo mejor del mañana."

UN CAMBIO DE VIDA

El sistema de alimentación ha cambiado completamente con el nuevo estilo de vida que existe hoy: deseamos aquello que nos hace mal. Nos gusta comer hidratos de carbono refinados y con conservantes o sustancias químicas tales como arroz blanco, harinas blancas, azúcar, gaseosas, etcétera. Cocinamos con mucha sal, excesivos condimentos, grasas y saborizantes nocivos. Esto es totalmente opuesto a las leyes naturales y lleva a que descuidemos nuestro cuerpo. Es importante tomar conciencia de esta situación y comenzar a implementar una alimentación sana.

Es necesario que reeduque su organismo, para liberarlo de malos hábitos, vicios y condicionamientos alimentarios que son impuestos por una sociedad preocupada exclusivamente por el consumo.

Sé que en el comienzo será muy difícil, pero recuerde que nada es imposible. Piense en un niño que tiene que aprender a caminar. Primero gatea, luego se para con dificultad, da unos pasitos, se cae

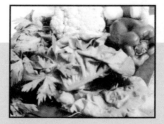
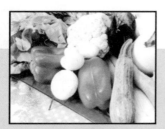

La importancia de las verduras en una dieta.

pero sabe cómo volver a levantarse; y lo intenta nuevamente, hasta que llega el momento en que camina con seguridad y corre. Una vez que usted haya pasado, como los niños, el momento de gatear y de pararse con dificultad, es decir, cuando lleve un tiempo consumiendo sólo alimentos que lo llevan al bienestar, no querrá comer otras cosas.

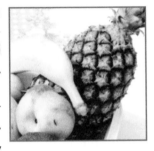

Hipócrates dijo: 'Que tu alimento sea tu medicamento y tu medicamento tu alimento'. Actualmente, después de más de dos mil años, mediante la investigación científica, se confirma esta afirmación.

Los alimentos poseen componentes esenciales para el mantenimiento de la vida. Algunos contribuyen a alimentarnos bien, como los hidratos, las proteínas, las grasas, las vitaminas, los minerales y el agua. Otros componentes de los alimentos cumplen funciones fundamentales para prevenir o retardar enfermedades crónicas y favorecen la buena salud en general.

En las siguientes páginas voy a darle toda la información que le abrirá un mundo fascinante.

ALIMENTACIÓN SALUDABLE

¿Cómo sé si me estoy alimentando correctamente? Utilice el cuadro que sigue a continuación para tomar conciencia y contestar esta pregunta. Si responde en forma afirmativa a la mayoría de estas sentencias, usted está en **alerta roja**: debe comenzar inmediatamente la alimentación sana y seguir las indicaciones de este libro.

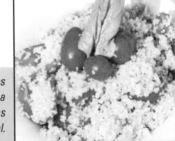

Alimentos saludables a base de verduras y arroz integral.

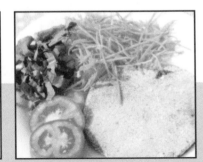

Me levanto 15 minutos antes de salir a trabajar, así que sólo tomo un gran café bebido.

'Pico' unas donas o algo similar a media mañana.

Como muy pocas frutas y vegetales.

Tomo varias gaseosas y 2 o 3 cervezas casi todos los días.

Voy varias veces por semana a comer a lugares de comidas rápidas.

Consumo papas fritas envasadas o golosinas en el trabajo.

Compro comidas congeladas porque son muy prácticas.

Me encantan los sabores muy condimentados y salados.

No dedico tiempo para preparar mis comidas.

Miro siempre TV con algo dulce para picar.

Ceno muy poco para no engordar, pero luego abro el refrigerador y como 'cualquier cosa'.

El **Plan para recuperar la armonía perdida** es sólo una parte de lo que usted debe hacer para sentirse realmente bien. Es tan importante cumplirla como realizar ejercicios regularmente, tener una acción positiva frente a la vida y tomar en cuenta un espacio para el rélax. Pero de esos temas hablaremos más adelante. Concentrémonos ahora en la alimentación sana.

Emprender la conducta que le voy a proponer es comenzar un nuevo camino, que implica un gran cambio en sus hábitos de alimentación. Una vez que usted transite esta etapa se encontrará en una situación muy diferente de la actual. Podrá apreciar, a través de su sensación de bienestar, la diferencia entre alimentarse de manera correcta o 'meter en la boca' cualquier cosa para saciar momentáneamente el apetito. Nuestra boca no es un recipiente de residuos sino la puerta para lograr armonía y fortaleza.

Entonces, si bien en un principio debe cumplir este plan con **rigurosidad**, luego usted mismo sabrá lo que verdaderamente necesita para lograr sentirse bien nutrido.

La mayoría de las personas, debido a la vida moderna, no obtienen las vitaminas y minerales que necesitan de una dieta balanceada. Por esa razón es que se hace necesario recurrir a suplementos multivitamínicos y extractos de plantas.

¿CUÁNTO TIEMPO?

Todos los organismos son diferentes, por eso es que no se puede fijar un patrón para todas las personas por igual. Para saber cuánto tiempo deberá seguir esta etapa tome como referencia algún momento de su vida en que se sintió plenamente bien. ¿Cuál era su peso entonces? A ese ideal tendría que llegar.

La duración también está en estrecha relación con su situación de salud actual. Algunos pacientes han llegado a sentirse plenamente equilibrados en el lapso de dos meses; otros continuaron hasta alcanzar ese equilibrio. Lo real y verdadero es que cientos de personas la realizaron con éxito.

¡Decídase ya! ¡Le aseguro que lo logrará!

Este plan debe realizarlo **sin sustituir, eliminar o agregar alimentos.** Debe cumplirlo tal cual como se la indico. Le permitirá desintoxicar el organismo y restaurar su energía vital.

UN CAMBIO DE ACTITUD

¡Esto es verdad! Con muy poco usted puede cambiar de manera considerable. Al comienzo le parecerá increíble que con una alimentación sana, ejercicios regulares, tiempo para el rélax y una actitud positiva frente a la vida pueda realizar un cambio tan favorable. Pero si sigue mis indicaciones podrá comprobarlo por sí mismo.

Con la mala comida nos enfermamos, con la buena comida nos curamos de nuestras enfermedades y con una buena alimentación mantenemos nuestra salud. **La alimentación no es negociable.**

ALIMENTACIÓN BÁSICA

> *'Nada externo de la vida puede dañarnos*
> *si no le damos permiso'*

El rol de los alimentos que consumimos

Las sustancias como los hidratos de carbono, grasas, proteínas, vitaminas y minerales actúan en el organismo en forma coordinada para proveer energía y calor, para que se puedan producir los procesos de crecimiento y reparación, y para regular el metabolismo (conjunto de cambios físicos y químicos que ocurren en el cuerpo). Debido a que cada grupo de alimentos tiene funciones determinadas, es necesario una alimentación diaria sana que contenga cantidades adecuadas de todos ellos. A lo largo de este libro iremos viendo en detalle este tema.

Carbohidratos: Son elementos básicos de la alimentación humana compuestos por carbono, oxígeno e hidrógeno. Otros nombres alternativos que reciben son: hidratos de carbono o azúcares.
Cuando ingerimos carbohidratos el intestino los transforma en glucosa (a excepción de las fibras, que no se absorben), la cual circula por el torrente sanguíneo llegando a cada una de las células de nuestro organismo y sirviendo como la principal fuente de energía.
La glucosa es fundamental para todos los órganos del cuerpo, en especial para el cerebro, que no posee la 'maquinaria' necesaria para metabolizar y utilizar otro tipo de sustancia.
Cuando los carbohidratos son consumidos en exceso, una parte es almacenada en el hígado en forma de glucógeno, el cual puede ser nuevamente convertido en glucosa y utilizado como fuente de energía cuando el organismo lo requiera. Sin embargo, otra parte es

almacenada en forma de grasas, lo que puede generar sobrepeso. En cambio, si la ingesta de carbohidratos es insuficiente, el cuerpo ingresa en un proceso de autodestrucción conocido como desnutrición.

Por lo dicho anteriormente, **una alimentación sana y equilibrada debe tener entre 40% y 60% de hidratos de carbono.**

Los carbohidratos se dividen en dos grupos:

Simples: como la fructosa (azúcar de la fruta), la lactosa (azúcar de la leche), la sacarosa (azúcar de mesa) y otros presentes en postres, dulces, bebidas carbonatadas, etcétera.

Cuando consumimos carbohidratos simples siempre es conveniente elegir aquellos de origen natural, no procesados ni refinados. Evite el azúcar de mesa, los dulces, las golo-

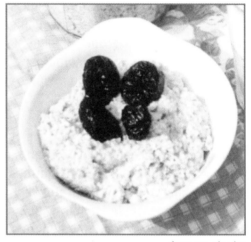

Arroz con ciruelas

sinas, las gaseosas y los jarabes. Todos estos productos, además de carecer de vitaminas y minerales, suministran muchas calorías y generan acumulación de grasas, aumentan el colesterol y favorecen el desarrollo o empeoran la diabetes.

Complejos: están formados por largas cadenas de azúcares y se encuentran principalmente en productos de origen vegetal en forma de fibras y almidones.

Los alimentos que aportan carbohidratos complejos son legumbres, vegetales, cereales, arroz y pastas.
Los almidones son convertidos en glucosa para ser utilizados como fuente de energía.

¿Qué son las fibras?

Las **fibras** son los carbohidratos complejos que no pueden ser digeridos por las enzimas digestivas y son eliminados, intactos, por las heces. Forman parte de la membrana celular de los vegetales. La fibra soluble proviene de la cebada, la avena, las hortalizas, las legumbres, las frutas y las semillas de lino, mientras que la fibra insoluble la encontramos en los cereales integrales, el salvado de trigo, las cáscaras de las frutas y hortalizas.

Una alimentación rica en fibras asegura el buen funcionamiento del aparato digestivo, previene dolencias como estreñimiento, diverticulitis y cáncer de colon. Además, su acción dentro del estómago y los intestinos contribuye a dificultar la aparición de obesidad y depósitos de colesterol en las venas y en las arterias.

La fibra representa la porción de alimento que no se digiere por el tracto intestinal y tiene la capacidad de absorber agua, por lo tanto se hinchan. Todo este mecanismo hace que aumenten el volumen de las heces, lo cual permite una mejor y rápida evacuación.

Consumirlas provoca una sensación de apetito satisfecho. Esta sensación se prolonga, y disminuye así el deseo de comer en exceso.

El consumo de fibra por sí solo no es suficiente. Es necesario incluir en la alimentación diaria por lo menos treinta gramos de fibras y acompañarlas con abundante líquido, aproximadamente ocho vasos o dos litros por día, ya sea agua, jugos, caldo, leche, leche de soja o cualquier otro.

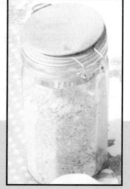

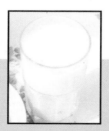

Leche de soja y cereales.

A pesar de no ser absorbidas **cumplen importantes funciones:**
– Retienen agua en los intestinos y provocan que las heces sean más blandas y voluminosas; de esta manera evitan la constipación y las hemorroides.
– Evitan la absorción de sustancias cancerígenas presentes en los alimentos, así reduce el riesgo de padecer cáncer de colon y recto.
– Disminuyen el colesterol sanguíneo, pues se unen con sustancias que contribuyen a su formación. Una alimentación rica en fibras evita el desarrollo de enfermedades cardiovasculares.

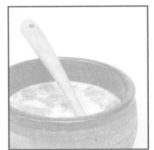

– Retrasan la absorción intestinal de azúcares simples, lo que es benéfico para los diabéticos porque genera una menor concentración sanguínea de glucosa después de las comidas.

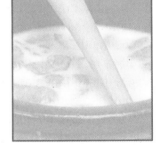

Grasas
¿Sabía que algunas grasas ayudan a prevenir enfermedades?
Las grasas son la fuente concentrada de calorías. Durante los primeros cinco años de vida, algunas grasas son esenciales para el crecimiento infantil. Cuando nombramos la palabra grasas en alimentación las personas se horrorizan. Le atribuyen todas las enfermedades y 'desgracias' Por eso me parece interesante informarles acerca de este tema.
Es esencial para el funcionamiento de nuestro organismo. El asunto radica en qué tipo de grasa comemos y cuánta cantidad.
La alimentación occidental tiene un altísimo porcentaje en grasas (40%). Este exceso puede ocasionar obesidad, enfermedades coro-

narias, aterosclerosis, cáncer de colon y presión arterial, aumentan el colesterol y la diabetes.

Las grasas están compuestas por diferentes ácidos grasos:
Los ácidos grasos saturados: No se requieren estrictamente en la alimentación porque el organismo puede producirlos.
Se encuentran, en el reino animal, en las carnes, en mayor cantidad en las grasosas, los lácteos y sus derivados, manteca, quesos, crema y yema de huevo. En el reino vegetal están presentes en el chocolate, el cacahuate, los aceites hidrogenados y el coco. **Cuando se ingiere mas de un 10% de este tipo no sólo conduce a la obesidad, sino que aumenta el colesterol malo (LDL) con todos los riesgos de enfermedades que esto trae.**

Los ácidos grasos monoinsaturados: Son de origen vegetal y se encuentran en el aceite de oliva, principalmente; también en la palta, la almendra, la avellana, el cacahuate, la nuez y la semilla. **Reducen el colesterol malo. Recientes investigaciones demostraron que es necesario no añadir a la alimentación diaria mas de un 15%.**
El maní o cacahuete tiene mas ácidos grasos saturados que monoinsaturados, lo que hace difícil su digestión.

Los ácidos grasos polisaturados: Provienen del reino vegetal, y están en los aceites de soja y en los aceites provenientes del pescado. Especialmente en los peces de aguas profundas como el salmón, el arenque y otros, y los aceites de pescado. Están presentes, además, en el germen de trigo, vegetales verdes, semillas de lino y nueces. Nos dan un importante aporte de **Omega3 y Omega6** (ambos derivados del ácido linofeico) que intervienen en la disminución del colesterol total en la sangre.

En los pueblos de la zona mediterránea, donde hay bajo consumo de grasas animales y uno elevado en pescados y aceite de oliva, el porcentaje de enfermedades cardiovasculares es significativamente menor. Científicamente se demostró la incidencia de la alimentación en este hecho.

Estos alimentos son EXCELENTES para la salud si se consume en la cantidad adecuada.

Ácidos Trans-Fats
Existen otros ácidos grasos muy perjudiciales para la salud que son los trans-fats.

Éstos son los aceites hidrogenados. Se encuentran en las margarinas. Éstas se obtienen del endurecimiento industruial de los aceites para hacerlos sólidos a temperatura ambiente.
También están en los alimentos procesados para evitar la rancidez. Éstos son papas fritas, galletas y tortas. Aumentan considerablemente el colesterol en la sangre y el riesgo de enfermedad cardíaca coronaria.
En casi todos los alimentos se combinan estos ácidos, aunque en cada caso predomina uno sobre otro.
Actualmente, la oferta de grasas saturadas es enorme. Para confirmar esto le sugiero que haga la siguiente prueba: visite el supermercado donde usted realiza habitualmente sus compras. Mire atentamente los productos que se ofrecen en las góndolas. Compare cuánto espacio dedican a cereales y panificación integrales, aceite de oliva, frutas, verduras y pescados, y cuántos a productos con ácidos saturados como carnes rojas, salchichas, hamburguesas, pancetas y embutidos, salsas, sopas, helados, galletas,

donuts, quesos duros, etcétera, etcétera, etcétera. ¡Esta última lista sería interminable!

La cantidad que usted debería consumir de ácidos grasos "buenos", una vez finalizado el periodo de desintoxicación, es:

ACEITE DE OLIVA EXTRA VIRGEN
de cuatro a cinco cucharadas diarias.

PESCADO DE AGUAS FRÍAS
no menos de cinco porciones semanales.

GERMEN DE TRIGO
dos cucharadas diarias.

FRUTAS SECAS
como almendras y nueces: cuatro unidades por día
SEMILLAS como lino, sésamo y girasol: una cucharada por día.

Evite
CARNES ROJAS
ACEITES HIDROGENADOS
margarinas y productos industrializados.
LECHE ENTERA
prefiera las descremadas

Proteínas

Las proteínas son alimentos fundamentales de la alimentación, al igual que los carbohidratos, los lípidos, las vitaminas, los minerales y el agua. Químicamente se diferencian por su alto contenido de nitrógeno (aproximadamente 16%) y por su composición particular. Están formadas por cadenas de aminoácidos unidos entre sí por unos enlaces llamados peptídicos.

Durante la digestión estos enlaces son destruidos por las enzimas digestivas, y entonces las proteínas son fraccionadas en sus elementos constitutivos, los aminoácidos; son éstos los que resultan absorbidos y utilizados por nuestro organismo para cumplir diversas funciones. Por este motivo, la gran importancia de las proteínas en la alimentación radica en que **son la única fuente natural de aminoácidos.**

Los aminoácidos son fundamentales para el metabolismo humano, por cumplir las siguientes funciones:

• Son utilizados por el organismo para sintetizar (producir) proteínas de función estructural; dándoles forma y resistencia a las células, tejidos y órganos del cuerpo.

• Son transformados en neurotransmisores; moléculas encargadas de transmitir información entre las neuronas, proceso denominado sinapsis.

• Se usan para formar anticuerpos (proteínas que forman parte del sistema inmunológico y defienden al organismo de las infecciones), hormonas (proteínas que regulan el metabolismo) y enzimas (catalizadores de todas las reacciones químicas que se producen en el cuerpo).

• Son una fuente potencial de energía. Esto significa que pueden ser convertidos en glucosa y utilizados como fuente de energía cuando la disponibilidad de carbohidratos y lípidos es insuficiente

• Junto con el hierro, son los constituyentes de una proteína llamada hemoglobina, la cual se encuentra dentro de los glóbulos rojos y es la encargada de transportar oxígeno a todos los tejidos del organismo. El déficit de hemoglobina recibe el nombre de anemia. En esta enfermedad los tejidos corporales están poco oxigenados y por tal motivo funcionan de manera defectuosa. Esto se manifiesta frecuentemente como cansancio, falta de fuerzas o palpitaciones.

En los alimentos hay aproximadamente 28 aminoácidos que se combinan en diferentes formas para crear los distintos tipos de proteínas existentes.

Los aminoácidos se dividen en dos grupos:

– Esenciales: son aquellos que deben ser obligatoriamente ingeridos con las comidas, ya que el organismo no puede producirlos a partir de otras fuentes.

– No esenciales: nuestro organismo puede crearlos utilizando otras fuentes alimentarias, por lo que su ingesta no es fundamental.

Las proteínas que contienen todos los aminoácidos esenciales son llamadas de alto valor biológico. Dentro de este grupo encontramos las proteínas presentes en lácteos, huevos, carnes y soja. Las frutas secas, semillas, cereales y legumbres son ricos en proteínas, pero tienen escasez de algunos aminoácidos esenciales. Esto no quiere decir que no sean una buena fuente nutritiva, sino que es necesario complementarlos entre sí para lograr un aporte de proteínas de excelente calidad. Por ejemplo, los cereales, las frutas secas y las semillas tienen déficit de lisina e isoleusina y las legumbres de metionina y triptofano; entonces para obtener todos los aminoácidos necesarios se pueden combinar legumbres y frutas secas, cereales y legumbres o legumbres y semillas.

La soya es una excelente fuente de proteínas de alto valor biológico. Es muy recomendable por tener innumerables beneficios.

Vitaminas

Las vitaminas son necesarias para gozar de una vida plena. Su nombre deriva del prefijo vita, que significa vital o dador de vida. Junto con los minerales forman parte de los micronutrientes, ya que son necesarios en muy pequeñas cantidades, aunque son imprescindibles para lograr un óptimo desempeño físico y mental.

La mayoría no son producidas por nuestro cuerpo, y entonces deben ser incorporadas al organismo con los alimentos. Las personas que consumen pocas vitaminas o que tienen una alimentación desequilibrada y no ingieren alguna en particular, suelen sufrir cansancio, malestar, falta de concentración, somnolencia y ciertas enfermedades llamadas avitaminosis. Estas dificultades pueden ser superadas si mejoramos nuestra alimentación. Simplemente eso.

Las vitaminas nos llenan de vitalidad y energía para afrontar las exigencias diarias que la vida moderna nos impone.

Hay dos grupos de vitaminas:

– Las liposolubles: reciben este nombre por ser solubles en grasas (lipo significa grasa), por esta particularidad se encuentran en alimentos que contienen grasas o aceites en su composición. Pertenecen a este grupo las vitaminas A, E, K y D.

– Las hidrosolubles: como su nombre lo indica, son solubles en agua (hidro significa agua), y entonces, las encontramos en alimentos ricos en ésta. Las de este grupo son la vitamina C y las agrupadas dentro del complejo B, como son la B1 o tiamina, la B2 o riboflavina, la niacina, la B6 o piridoxina, el ácido pantoténico, la biotina, el ácido fólico y la B12 o cianocobalamina.

Esta diferencia en la capacidad de disolverse de las distintas vitaminas es la causa de que nuestro cuerpo las procese de forma diferente. Las liposolubles se disuelven en la grasa de nuestros órganos y pueden usarse como reserva cuando las necesitemos, mientras que no guardamos cantidades suficientes de las hidrosolubles y por lo tanto debemos ingerirlas con más regularidad.

Cada una se encuentra en determinados alimentos, cumple ciertas funciones y su carencia genera algunas enfermedades. Las características de cada vitamina se muestran en el cuadro a continuación.

Para concluir, es bueno saber que los suplementos vitamínicos son una excelente ayuda para lograr el aporte vitamínico necesario, siempre y cuando sean recomendados por un profesional.

Vitamina	Fuentes	Funciones	Consecuencias de su carencia
C	*Frutas: guayaba, mango, papaya, naranja.Vegetales: brócoli, col, berro, Tallos.*	*Protege de las infecciones.Facilita la absorción del hierro.Interviene en la formación de colágeno.*	*Escorbuto: enfermedad que consiste en alteración del colágeno. Retardo en la cicatrización de heridas, fragilidad capilar.*
B1 o tiamina	*Cereales de grano entero, harinas, vísceras, huevos, nueces, maní, leguminosas, carnes magras.*	*Metabolismo de carbohidratos. Funcionamiento del sistema nervioso y muscular.*	*Beri beri, trastornos respiratorios, dolores musculares. Irritabilidad, depresión.*
B2 o riboflavina	*Hígado, leche y derivados, vísceras, huevos, levadura, leguminosas y vegetales de hojas verdes.*	*Función normal de los ojos. Metabolismo de macronutrientes.*	*Fisuras en labios y comisuras de la boca, trastornos de la piel. Trastornos oculares.*
Niacina	*Carnes: aves, pescados, hígado.Cereales, maní, café, nueces.*	*Metabolismo de macronutrientes. Metabolismo del colesterol. Funcionamiento del sistema nervioso.*	*Lesiones en la piel, diarrea, depresión.*

Vitamina	Fuentes	Funciones	Consecuencias de su carencia
B6 **o** **piridoxina**	*Cereales, nueces, leche y derivados. Carnes, vísceras, pescados, huevos.*	*Metabolismo de aminoácidos.*	*Convulsiones, lesiones en la piel, depresión.*
Ácido Pantoténico	*Levaduras, hígado, vísceras, carnes, huevos, leche, leguminosas, cereales.*	*Metabolismo energético.*	*Vómitos, depresión, calambres, insomnio.*
Biotina	*Hígado, vísceras, pescado, nueces, huevos, Carnes.*	*Metabolismo de macronutrientes.*	*Fatiga, vómitos, alteraciones de la piel.*
Ácido Fólico	*Vegetales de hoja verde, vísceras, lácteos, carnes, huevos, cereales, leguminosas.*	*Síntesis de ADN.*	*Produce defecto del tubo neural, tales como espina bifida, anaencefalia, también parto prematuro Anemia, fatiga, palpitaciones.*
B12Cianoco balamina	*Hígado y demás vísceras, aves, pescado, Huevos, mariscos, leche.*	*Síntesis de hemoglobina. Funcionamiento del sistema nervioso. Metabolismo de aminoácidos.*	*Anemia, fatiga, palpitaciones.*
A	*Vegetales, frutas, hígado, lácteos*	*Protección de la piel. Función visual. Desarrollo y reproducción.*	*Ceguera nocturna, sequedad ocular, retardo del crecimiento, alteraciones en la reproducción, alteraciones de la piel.*
E	*Germen de trigo y su aceite, aceites vegetales, almendras, maní, espinacas, huevos.*	*Antioxidante celular*	*Envejecimiento celular prematuro.*
K	*Vegetales de hojas verdes, carnes, Lácteos.*	*Coagulación sanguínea*	*Tendencia a las hemorragias.*

Los minerales

Los minerales los encontramos distribuidos ampliamente en la naturaleza, y son fundamentales en nuestra alimentación, ya que son los encargados de cumplir muchísimas funciones en nuestro cuerpo.

Entre éstas se destacan:

- Regular la cantidad y la distribución del agua corporal.
- Son necesarios para el buen funcionamiento muscular y cardíaco.
- Promover el desarrollo y el correcto funcionamiento nervioso.
- Intervenir en la formación de huesos y dientes.
- Funcionan como coenzimas.

Esto significa que ayudan a las enzimas encargadas de realizar y acelerar las reacciones químicas que normalmente se producen en nuestro organismo. Un ejemplo de este tipo de reacciones es la conversión de glucosa en la energía para la alimentación de las neuronas del sistema nervioso.
El hierro interviene en la formación de hemoglobina, proteína de los glóbulos rojos de la sangre imprescindible para transportar oxigeno desde los pulmones hacia todas las células del cuerpo.

En nuestro organismo encontramos dos grandes grupos de minerales; los micro elementos (presentes en pequeñas cantidades) y los macro elementos (se encuentran en grandes cantidades).

Pertenecen al primer grupo: boro, cobre, germanio, yodo, hierro, manganeso, selenio, silicio, azufre, cinc y vanadio.

Los macro elementos son: sodio, potasio, cloro, magnesio, calcio y fósforo.

Los minerales se encuentran en estado natural en la tierra. Son utilizados como alimento por las plantas, mientras que llegan a los animales herbívoros a través de ellas.

Entonces, las principales fuentes de minerales que debemos comer para que nuestro cuerpo funcione en forma óptima se encuentran en los vegetales, las frutas y la carne de animales herbívoros.

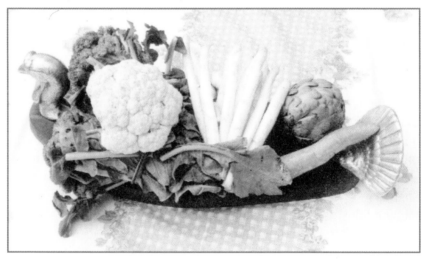

A continuación nombraremos

Minerales	Fuentes	Funciones	Consecuencias de su carencia
Calcio	*Alimentos lácteos: leche, quesos, yogur principalmente. También hortalizas de hojas verdes (acelga, espinaca), algunas semillas (sésamo, almendra).*	*Interviene en la contracción muscular, automatismo cardíaco, coagulación sanguínea y ayuda a la formación del hueso sano y fuerte.*	*Osteoporosis (hay reducción de la densidad de la masa ósea) Hay mayor riesgo de fracturas.*
Sodio	*Se encuentra en casi todos los alimentos de forma natural, los que más tienen son los fiambres, los embutidos y chacinados, pan, manteca, margarina, enlatados y, obviamente, la sal de mesa.*	*Necesario para el funcionamiento de la vida y fundamental para evitar la deshidratación. A nivel intestinal, ayuda en la absorción de nutrientes.*	*Debido a la gran distribución de este mineral en los alimentos, es rara la deficiencia, ésta se puede producir en caso de sudoración excesiva, algún problema gastrointestinal que aumente las pérdidas o el abuso de diuréticos. Su disminución produce disminución de la presión arterial, desmayos.*
Hierro	*Se encuentra en el hígado, morcilla, riñón, carnes rojas, carnes blancas, vegetales de hojas verdes, legumbres, frutas secas. Para una mejor absorción es aconsejable consumir estos alimentos con un vaso de jugo de naranja recién exprimido. Si toma café o té, hágalo después de tres horas de haber ingerido alimentos ricos en hierro, ya que interfieren en su absorción.*	*Necesario para la fabricación de ciertos tejidos y para la formación de hemoglobina (una proteína sanguínea) y glóbulos rojos.*	*Anemia ferropénica, cuya manifestación clínica es el cansancio, debilidad muscular, falta de concentración, somnolencia, palidez.*
Cobre	*Vegetales de hoja verde, vísceras, lácteos, carnes, huevos, cereales, leguminosas.*	*Ayuda a la absorción del hierro en nuestro organismo. Interviene en procesos antiinflamatorios y antiinfecciosos.*	*Anemia, osteoporosis, alteraciones en piel y fatiga.*

Minerales	Fuentes	Funciones	Consecuencias de su carencia
Potasio	Presente en altas cantidades en legumbres, vegetales en general, banana, frutas secas, frutas desecadas, granos integrales, soya.	Favorece el descenso de la presión arterial y del colesterol, controla las actividades del músculo cardíaco.	Deshidratación de la célula, debilidad muscular, fatiga, problemas a nivel del corazón y a nivel renal.
Magnesio	Lo encontramos en productos integrales, pescados de mar, soya, legumbres, frutas, germen de trigo y maíz.	Contribuye a la formación del esqueleto, al equilibrio neuromuscular y al intercambio celular.	Calambres, ansiedad, fatiga, depresión, vértigo.
Cinc	Se encuentra en mariscos, pescados, carnes rojas, hígado, soya, semillas de girasol, champiñones, berro, cebolla, guisantes.	Refuerza el sistema inmunológico	Alteración del gusto, por lo tanto va a estar disminuido el apetito. Retraso en la cicatrización de heridas, problemas cutáneos, neurológicos y digestivos. Alteraciones en la visión, fatiga, deficiencia del sistema inmune.
Selenio	Presente en germen de trigo, cereales integrales, vísceras, carnes rojas, pescados, huevo.	Mejora el funcionamiento del sistema inmunológico y protege contra ciertos cánceres.	Fatiga, dolores musculares, reducción de la movilidad, trastornos cardíacos, depresión, ansiedad.
Yodo	Presente en alimentos marinos. Actualmente a algunos productos de panadería y a la sal se les agrega este mineral para evitar su deficiencia. La mandioca, los coles, el nabo y la soya interfieren en la utilización del yodo y agravan su déficit.	Necesario para la formación de las hormonas tiroideas, que intervienen en el desarrollo normal de la persona.	Bocio. Cuya manifestación clinica es el retardo del crecimiento, alteraciones permanentes en el sistema nervioso, sordomudez, disminución del coeficiente intelectual.
Fósforo	Presente en alta cantidad en cereles integrales, quesos maduros, yema, pescado, frutas secas, legumbre, soya. También se encuentra en moderada cantidad en la leche, yogur, quesos untables, huevo entero, cereales, pan, galletitas.	Interviene en la formación de enlaces ricos en energía, de fosfolípidos necesarios para la formación de las membranas celulares, lipoproteínas circulantes, componentes del material genético, además de ser importante para la formación del tejido óseo.	Pérdidas del material óseo, debilidad, anorexia, dolores óseos.

**PORQUE YO ME QUIERO Y ME RESPETO,
HOY TAMBIÉN VOY A CUIDAR MI CUERPO.
SI ME LASTIMO COMIENDO ALIMENTOS NOCIVOS
QUE ME DAÑAN, NO PUEDO CAMBIARLO COMO SI FUERA UN
AUTOMÓVIL. POR ESA RAZÓN,
HOY TAMBIÉN VOY A CUIDAR MI CUERPO**

¿Quiere comunicarse con Cesar Armoza?
Puede hacerlo en los siguientes teléfonos
**1 800 522 7099 / 718 651 6677 o por e-mail
a www.armonia-natural.com**